AF463732

TRAITÉ

DES

MALADIES PHYSIQUES ET MORALES

DES FEMMES.

Cet ouvrage se trouve aussi ;

Dans toutes les grandes villes de France, chez les correspondans de l'Auteur.

DE L'IMPRIMERIE DE PILLET AINÉ.

TRAITÉ

DES

MALADIES PHYSIQUES ET MORALES DES FEMMES.

QUATRIÈME ÉDITION, REVUE ET CORRIGÉE.

PAR BOYVEAU LAFFECTEUR,

MÉDECIN,

AUTEUR DU ROB ANTI-SYPHILITIQUE,

Qu'il fournit aux hôpitaux de la marine, et qui est chargé par le gouvernement de la guérison des malades jugés incurables par le mercure.

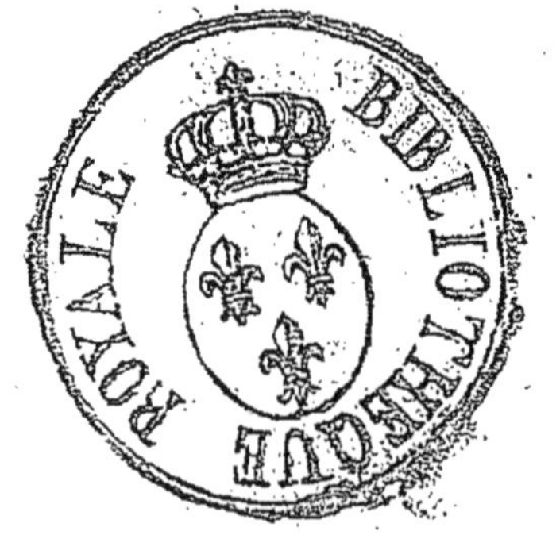

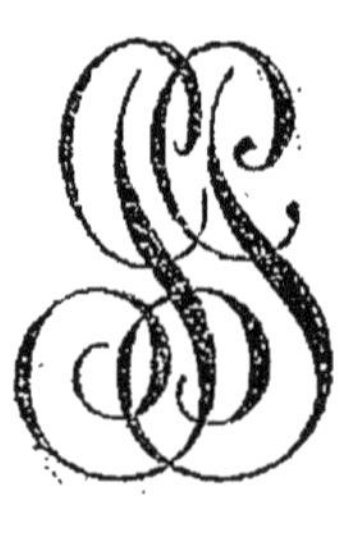

A PARIS,

CHEZ L'AUTEUR, RUE DE VARENNES, N° 10.

1819.

INTRODUCTION.

Je vais parler de cette aimable et intéressante moitié de l'homme, dont il est si doux de partager les plaisirs et même les peines, et que la nature condamne à six cents maladies qui lui sont particulières (1), pour qu'elle ait le droit d'être épouse et mère.

En parlant des femmes, c'est aux femmes que je m'adresse : je n'ambitionne que leur suffrage. Les guérir, ou du moins adoucir leurs souffrances et les consoler, est mon unique but.

Ce plan m'impose la loi de rendre familière la langue de la médecine. Si, à l'exemple de quelques savans, que d'ailleurs je révère, je mettois l'érudition à la place de l'expérience ; si je parlois l'idiôme énigmatique des oracles ; si je rendois pénible au sexe la lecture de cet ouvrage, je ne pourrois rappeler les femmes à la nature, et ne captivant pas leur attention, je ne mériterois pas d'être leur interprète.

(1) *Uterus sexcentarum ærumnarum muliebribus causa.* *Voyez* Démocrite *ad* Hippocrate, *de Natura humana.*

Populariser la langue de la médecine, c'est promettre à ses lecteurs un style également éloigné de la prétention et de la négligence, un style simple, mais décent, et dont le mérite soit tout entier dans la clarté et dans la précision.

Trente ans de travaux utiles, et j'ose dire couronnés de succès, dans une des branches les plus importantes comme les plus délicates de la médecine, me donne quelque droit de faire hommage au sexe du résultat de ma longue expérience : j'ai guéri, pendant ce long intervalle, une foule de femmes infortunées qui se voyoient frapper de mort sans en connoître la cause : je serai trop heureux, vers la fin de ma carrière, si la lecture de cet ouvrage, en déchirant le bandeau qui couvre leurs yeux, les dispense de recourir en secret à mes lumières. Soulager ce sexe intéressant, et le faire avec désintéressement, est pour mon cœur la plus douce récompense.

Je vais rendre compte aux femmes, pour qui j'écris, de la filiation de mes idées, de leur enchaînement, et par conséquent de la marche raisonnée de cet ouvrage.

Forcé par la nature de cet écrit, de le dépouiller de l'érudition scientifique, j'ai dû craindre qu'il ne parût superficiel, ce qui m'auroit ôté des droits à la confiance générale que me donnait une longue et pénible expérience : ma première idée devoit donc s'arrêter à faire connoître les sources où j'ai puisé les élémens de mes connoissances ; car il falloit, pour donner du poids à ma théorie, qu'on pût y croire.

D'après ces considérations, je présenterai un tableau rapide des écrivains anciens et modernes qui ont traité les maladies des femmes et leurs remèdes.

Je n'oublierai pas les héroïnes qui, par leur pratique ingénieuse ou par leur plume, ont, sur-tout chez les anciens, étendu en ce genre les progrès de l'art de guérir.

Ces bases une fois posées, et fort de la confiance publique dont je suis honoré, j'entrerai en matière.

Le premier service à rendre à un sexe qui ne semble payer un tribut à la foiblesse humaine que par sa crédulité, c'est de le prémunir par une théorie courte et lumineuse de la vraie médecine, contre cette foule d'empiriques qui viennent, dès le moment de la puberté, assiéger son entendement et le conduire d'erreur en erreur à des maladies douloureuses et à la mort.

Quand les femmes seront bien convaincues qu'étudier la nature, attendre ses opérations et l'aider dans ses crises, constitue presque en entier l'art de guérir, elles se trouveront bien mieux disposées à parcourir la série des vues salutaires qu'on leur présentera pour se délivrer de leurs maux, ou ce qui vaut infiniment mieux, pour les prévenir : car l'organisation animale s'accommode bien mieux de la sagesse qui rend la médecine inutile, que des lumières du médecin le plus habile.

Après ces préliminaires, j'indiquerai au sexe, qui a une horreur innée de la destruction même insensible de son être, les moyens généraux de suivre, pour ainsi dire, le tems pas à pas, pour l'empêcher d'accélérer sa pente inévitable vers la désorganisation et la mort.

Afin de graduer l'échelle des principes dans une question aussi importante que celle-ci, je me propose d'examiner d'abord la femme sous deux rapports généraux : sous celui des influences physiques, et sous celui des influences morales. Ce n'est qu'en décomposant ainsi les êtres que l'ordre social a viciés, que le médecin philosophe peut les ramener dans le sentier de la nature.

Le sexe, sous les rapports physiques, n'est point indifférent à l'observateur ; car c'est de l'usage raisonné qu'il fait de ses sens, que dépend sa santé, et par conséquent son bonheur.

Il trouve à son gré la douleur ou le plaisir dans l'air qu'il respire, dans l'habit qui le couvre, dans les alimens que lui indique le besoin, dans les plaisirs des sens auxquels un instinct impérieux l'entraîne : ce sont les agens physiques qui enchaînent les femmes à la vie ou qui les en détachent, qui les font bénir ou blasphémer la Providence.

De-là, l'examen rapide du climat qui convient au sexe pour l'empêcher de se dégrader avant le tems, du régime diététique qui l'empêche de souffrir des besoins de la nature ou de se blaser sur ses jouissances, de la théorie sur les plaisirs des sens, qui altérent ses organes ou qui développent leur énergie.

Un travail sur ce sujet a un mérite particulier : c'est que la médecine ne peut opérer sur l'organisation de la femme, sans revivifier ses grâces ; c'est que lui rendre ses forces physiques, c'est lui restituer sa beauté.

La femme étant douée d'une sensibilité bien plus exquise que l'homme, elle tient peut-être encore plus au bonheur par les chaînes morales que par les chaînes physiques ; et voilà une nouvelle porte ouverte à la médecine, pour la rendre tributaire de ses conseils ou de ses remèdes.

Les affections de l'ame ont un empire assez considérable sur le plus grand nombre des femmes, et cet empire est absolu sur celles qui sont nerveuses ; c'est à la sagesse de l'observateur à voir celles de ses affections qu'il faut accroître, celles qu'il faut modifier, et celles qu'il est condamné à combattre ; il faut que notre théorie se plie à toutes les hypothèses individuelles ; que, sans s'écarter des règles fondamentales qu'elle s'est prescrites, elle guérisse les maux factices que le sexe se donne à lui-même, tantôt avec des remèdes physiques, tantôt avec des remèdes moraux ; quelquefois avec le concours raisonné de la physique et de la morale.

Mais cette médecine d'ensemble ne rempliroit pas seule le but proposé : il est nécessaire d'y joindre encore une médecine de détail, qui autorise les femmes à ne recourir aux gens de l'art que quand elles peuvent, pour ainsi dire, éclairer leurs juges.

Le meilleur mode pour classer ce genre de

médecine, est de présenter la femme dans les diverses périodes de la vie, qui offrent des différences marquées dans le mécanisme et dans le jeu des organes.

La première époque est celle qui remplit l'intervalle depuis la naissance jusqu'à la puberté ; mais comme alors les individus sont confondus par la nature et n'ont proprement pas de sexe, cette époque n'entre pas dans le plan de cet ouvrage, uniquement destiné à éclairer la femme, proprement dite, sur les maux qu'elle reçoit ou qu'elle se donne, à en prévenir les retours périodiques ou à les guérir.

Mon premier tableau en ce genre sera celui de la femme depuis la puberté jusqu'au mariage : non-seulement c'est l'instant le plus attachant pour le peintre, mais encore c'est celui qui mérite le plus d'attention de la part de la femme : l'âge de la puberté décide d'ordinaire de la constitution d'une femme pendant tout le cours de sa carrière ; il consolide en elle les principes de la vie, ou lui prépare une longue décrépitude.

Cette époque amène, quant aux influences morales, l'examen du problême : Si la nature appelle les filles à une longue continence.

Par rapport aux influences physiques, elle conduit à s'arrêter sur ces chloroses ou pâles couleurs qui annoncent, dans une jeunesse sans expérience, le besoin d'aimer ; à caractériser ce *febris amatoria* ou cette fièvre des sens, qui dégénéreroit dans l'abominable andromanie des Messalines, si la médecine, en apaisant l'incendie des organes, ne préparoit au seul spécifique de cette maladie redoutable, le mariage.

Le second période de la vie des femmes qui appelle toute l'attention de l'observateur, est l'espace entre le moment où elles forment les liens du mariage, et celui où, atteignant l'âge de quarante ans, elles se voient condamnées par la nature à la stérilité.

Ici se présente un vaste champ pour les craintes bien ou mal fondées des femmes, et pour les théories sûres ou conjecturales de la médecine.

Le mariage étant fondé sur l'union des corps et sur celle des cœurs, il s'ensuit que deux causes différentes concourent à influer sur la beauté de la femme, sur sa santé, et par conséquent sur le bonheur de sa vie entière.

De ces deux causes, l'une est dans la femme,

l'autre est dans l'époux que son cœur ou les convenances sociales lui ont donné.

Les premières recherches de la femme doivent se tourner sur elle-même, car il est de la justice primordiale de n'accuser un époux de la dégradation de ses charmes ou de sa santé, qu'après avoir épuisé toutes les observations sur la constitution particulière de ses propres organes.

Cette constitution dépend originairement des évacuations menstruelles ou des *règles :* il est de la plus haute importance de ne point s'aveugler sur leur défaut d'écoulement, sur leurs surabondance, sur l'intermittence de leur retour périodique et sur leur suppression accidentelle ; car tous ces phénomènes sont le germe d'une foule de maladies que leur complication avec des indispositions chroniques aggravent, et souvent rendent rebelles aux efforts combinés de la nature et de la médecine.

Une femme bien réglée n'est pas encore à l'abri de tous les dangers qui menacent sa constitution ; et ces craintes trop bien fondées nous entraînent à d'autres détails. L'hymen, soit dans le rapport de la politique, soit dans celui de la morale, a été institué pour que l'épouse devînt mère ; si celle-ci arrive à quarante ans, toujours stérile, autant valoit pour elle n'avoir point quitté le célibat; car aux yeux de l'ordre social, la stérilité du célibat équivaut à la stérilité du mariage.

La stérilité dans une femme, d'ailleurs bien conformée, semble résulter de deux causes qui paroissent contradictoires : d'une complexion froide et sans énergie, ou d'un tempérament embrasé qui évapore les principes générateurs avant qu'ils se fixent dans le réservoir.

On a cru obvier aux inconvéniens de la première conformation, par des espèces de philtres destinés à propager dans les veines la fièvre des sens; nous verrons ce qu'on doit penser de tous ces procédés du charlatanisme, de l'ignorance et de la cupidité, qui d'ailleurs n'opèrent un effet momentané qu'aux dépens des principes de la vie. Nous rechercherons si, à cet égard, un exercice modéré, des alimens simples, mais toniques, une imagination riante, mais non embrasée, ne remplissent pas le but de la nature bien mieux que tous les aphrodisiaques.

La stérilité, qui résulte d'un tempérament de feu, a des inconvéniens bien plus graves, parce qu'elle conduit peu-à-peu à cette *fureur utérine* qui ravale le sexe au-dessous de la brute. Nous examinerons s'il existe en effet, dans la physique animale, des remèdes propres à dompter l'amour; si les semences froides prodiguées long-tems par la superstition religieuse aux jeunes vierges des monastères, conviendroient à l'épouse destinée à devenir mère de famille, et quels seroient en ce genre les moyens de fécondation les plus sûrs pour rapprocher une femme de la politique sociale sans l'éloigner de la nature.

J'ai dit que deux causes concouroient au but du mariage : quand la femme, ou l'homme de l'art, qui est son interprète, a épuisé toutes les recherches sur elle-même, il faut bien qu'elle porte un œil tremblant sur la constitution physique de son époux ; et ici se présente un abîme qu'il faut long-tems mesurer des yeux avant de s'exposer à le franchir.

Lorsque la stérilité de la femme ne vient que de la foiblesse des organes de son époux, elle ne doit pas déchirer le voile qui répand sur le couple infortuné l'incertitude de l'opinion : ici les désirs effrénés doivent être comprimés par la pudeur, et la politique doit céder à la morale.

Mais un danger bien plus grand menace le

bonheur et la santé d'une épouse timide. Depuis que l'Europe a transmis à l'Amérique la petite vérole, et en a reçu en échange un fléau non moins funeste, les organes du plaisir se sont trouvés empoisonnés dans la source qui les multiplie sans cesse, sur-tout dans les grandes villes, où le luxe et le vice amenant l'oubli de soi-même, un mari se partage entre la femme que lui donne la loi et celle que lui donne le caprice. De là le danger toujours renaissant qu'il court, de porter, avec le désordre, une maladie honteuse et souvent la mort dans le sein de sa famille; et ce danger, une épouse vertueuse ne l'aperçoit souvent que lorsqu'il n'est plus en son pouvoir d'y remédier.

Si l'époux n'est pas encore usé ou par le mal ou par le remède, il infecte à-la-fois et la mère et l'enfant qu'elle porte dans son sein : si l'excès du libertinage l'a conduit à une impuissance prématurée, la mère seule est punie de son crime, et l'est d'autant plus cruellement, qu'ignorant son état, ou le confondant avec une incommodité habituelle dont se plaignent la plupart des femmes des grandes villes, elle vieillit avec l'ennemi qu'elle porte dans ses veines, n'accusant de son malheur que le ciel ou la nullité de la médecine.

Cette position est assurément la plus affreuse qu'ait à redouter une femme honnête dans les liens du mariage ; et comme mon travail manqueroit son objet, si une question aussi importante que celle-ci étoit simplement effleurée, elle trouvera sa solution dans un chapitre particulier à la fin de cet ouvrage.

Il faudroit, peut-être, pour terminer le tableau de la femme, dans l'intervalle qui sépare sa puberté de sa stérilité naturelle, la considérer dans sa grossesse, avec les innombrables maladies qui précèdent cet état difficile, qui l'accompagnent et qui le suivent; mais j'observerai qu'un volume suffiroit à peine pour l'indication des maux et des remèdes; qu'un pareil sujet demande à être traité à part, et qu'il l'a d'ailleurs été avec tant de succès par des hommes du premier mérite, qu'il est plus simple de renvoyer à leurs traités, que d'en faire une froide analyse.

Le dernier période qui fixera notre attention dans l'âge des femmes, est celui qui s'écoule entre le commencement de leur stérilité et la fin de leur tems critique. Ce période est d'autant plus important, qu'il décide de leur existence pénible ou fortunée, jusqu'à la fin de leurs jours.

Les gens de l'art observent que cet état de crise, quand il a été mal dirigé, conduit par la douleur à une mort prématurée, tandis que lorsqu'il s'est passé sans accident, la femme, appelée à une vieillesse heureuse, doit s'attendre à ne cesser d'être que pour rentrer doucement dans le sein de la nature.

Ici je finis le tableau des âges de la femme, car l'époque qui se détermine par l'intervalle entre la fin de son tems critique et sa mort n'entre pas dans l'ordre de mes travaux.

J'ai promis de ne parler du sexe que quand le sexe a vraiment une activité; mais à parler le langage philosophique, l'individu féminin, depuis le berceau jusqu'à la puberté, n'a pas encore proprement de sexe, et quand son tems critique est passé, il n'en a plus. J'observerai que le tableau des âges de la femme une fois terminé, je n'ai pas encore acquis le droit de renfermer mes pinceaux.

On ne s'apercevra que trop, en lisant attentivement ce Traité, que sur la multitude si grande des incommodités dont se plaignent journellement les femmes, il y en a près de la moitié qui dérive d'une cause qu'elles ignorent ou qu'elles feignent d'ignorer, c'est-à-dire de maux syphilitiques, soit inconnus à elles-mêmes, soit mal guéris : trente ans d'expérience m'ont ouvert les yeux sur la facilité avec laquelle cette peste vient compliquer tous les maux de la vie sociale ; elle les dénature et trompe sur les remèdes propres à les guérir. Ces considérations m'ont déterminé à traiter à part ce sujet si important pour la félicité conjugale, dans un dernier chapitre sur les maladies vénériennes (1).

J'ai écrit ce traité avec facilité, parce que j'étois plein de mon sujet ; avec simplicité, pour être plus utile.

---

(1) *Voyez* la dernière édition de mon Traité de ces maladies, page 289.

TRAITÉ

DES

MALADIES PHYSIQUES ET MORALES

DES FEMMES.

CHAPITRE PREMIER.

Notice des principaux Auteurs de tous les âges qui ont écrit sur les Femmes (1).

Je ne présenterai ici que des noms qui ont quelque droit à la célébrité : rien de ce qui est obscur n'est digne d'être consulté par les femmes : leur érudition doit être guidée par

(1) *Voyez* les savantes Histoires de la Médecine de Freind et de Leclerc, dont la dernière s'étend jusqu'à la fin du second siècle de l'ère vulgaire, et la première de Gallien jusqu'au seizième siècle ; le second volume de la Médecine dans l'Encyclopédie méthodique ; le Dictionnaire historique de la Médecine d'Eloy, et surtout le tome IV du traité d'Astruc, sur les Maladies des Femmes.

l'opinion publique, et quelques livres classiques de tout genre former leurs bibliothèques.

Hermès. Ceux qui veulent qu'Hermès ait tout inventé, (comme si nous pouvions connoître les premiers inventeurs sur un globe dont tous les monumens physiques attestent plus de cent mille ans d'existence !) prétendent qu'environ quatre siècles avant Moïse, Hermès fonda la médecine en Egypte. Clément d'Alexandrie cite même six traités qu'il composa sur l'art de guérir, dont le dernier roule sur les femmes. Le tems a englouti tous ces ouvrages, et n'a sauvé de l'oubli que le nom de l'auteur.

Hippocrate, le plus beau génie dont la médecine s'honore, qui a ouvert la carrière et à quelques égards semble l'avoir fermée, fleurissoit dans la Thessalie et dans la Thrace il y a vingt-deux siècles. Il écrivit sur les Vierges, sur la nature de la femme, sur ses maladies et sur sa stérilité : on lui reproche quelques erreurs d'anatomie, sur-tout son paradoxe sur l'aberration de la matrice ; mais ces inexactitudes lui appartiennent moins qu'au siècle où il a vécu.

Erasistrate, petit-fils d'Aristote par sa mère, est célèbre pour avoir découvert la fièvre d'amour du fils d'un roi de Syrie : ses connoissances en anatomie le firent accuser, par des hommes crédules ou jaloux, d'avoir disséqué des hommes vivans pour étendre les progrès de son art : il réprouvoit l'usage de la saignée et même des médicamens, sur-tout quand on mêloit des substances végétales avec les minéraux. Ses ouvrages se sont perdus ; mais nous savons par Gallien qu'il avoit écrit sur les maladies de *l'utérus*. On prétend qu'ennuyé dans sa vieillesse de n'avoir pu se guérir d'un ulcère, il s'empoisonna avec la ciguë.

Asclépiade. Il faut traverser trois siècles pour arriver à ce médecin, qui étoit celui de Cicéron, et qui écrivit, dit-on, sur les remèdes propres à cicatriser les ulcères de la matrice. S'il faut en croire une tradition historique, il auroit été le précurseur du philosophe de Genève, car il pensoit comme lui qu'en médecine il falloit laisser tout faire à la nature.

Celse, contemporain de Tibère, écrivit en latin, avec une élégante pureté, des espèces de mélanges sur la médecine, qu'il recueillit de la doctrine des médecins grecs, et sur-tout d'Hippocrate ; il est question dans les livres IV et VII de la *passion hystérique*, des ulcères secrets des femmes, et de l'extraction du fœtus ;

ses observations, bien écrites, se lisent avec plaisir, mais actuellement sans fruit pour la médecine.

Gallien, médecin grec, appelé à Rome par Marc-Aurèle, n'a parlé qu'indirectement des femmes, dans les ouvrages substantiels qui nous restent de lui : tout porte à croire qu'il y avoit des traités particuliers sur leurs maladies dans les manuscrits qu'il déposa au temple de la Paix et qui furent brûlés de son tems dans l'incendie de cette édifice.

Soranus. On attribue à ce médecin, qui fleurissoit au milieu du troisieme siècle, un traité *de Utero et muliebri pudendo*, qui n'est bon qu'à prouver combien la médecine moderne, depuis cette époque, a fait, en ce genre, de découvertes.

Moschion. Ce médecin grec, du sixième siècle, nous a donné un traité sur les maladies des femmes, divisé en 163 paragraphes, qu'on trouve dans les recueils de Wolphius et de Spachius, imprimés à la fin du seizième siècle mais non dans la bibliothèque des médecins et dans la mémoire des hommes (1).

---

(1) Pour ne pas faire passer ici en revue tous les écrivains de l'antiquité qui ont traité de la médecine,

Il ne faut point aller de l'antiquité au moyen âge, sans parler de quelques femmes célèbres qui ont disputé aux hommes la gloire d'éclairer leur sexe sur leurs maladies: parmi ces héroïnes, l'histoire distingue avec complaisance Eléphantis, Aspasie et Cléopâtre.

Eléphantis, que nous ne connoissons que par quelques textes de Pline et de Gallien, avoit écrit sur le rouge des femmes et sur les remèdes propres à les faire avorter. Le seul titre de ces traités feroit croire, malgré les critiques, qu'elle est la même que la trop fameuse Eléphantis, si connue par ses vers de priapées qui faisoient les délices des Tibère et des Héliogabale.

Aspasie. On doute si c'est la maîtresse de Cyrus le jeune ou celle de Périclès ; quoi qu'il en soit, Aëtius rapporte des fragmens de ses ouvrages qui ont rapport aux maladies de la matrice et à celles du fœtus : on regrette qu'elle ait proposé dans ses traités des recettes pour rendre les femmes stériles : de pareils écrits,

---

nous ne croyons pas devoir nous arrêter sur ceux qui n'ont pas travaillé directement sur les maladies du sexe, tels qu'Oribaste, Paul d'Egine, Nonnus et Arétée de Cappadoce.

faits uniquement pour des courtisanes ; annoncent le cynisme de la femme qui les fait, et de celles qui les lit avec intérêt.

Cléopâtre. Nous avons, sous le nom de cette reine célèbre de l'Egypte, un petit ouvrage insignifiant sur les maladies des femmes. Cléopâtre, comme nous l'apprenons de Plutarque, parloit un grand nombre de langues, avoit fait servir sa chimie à tenter des essais sur les poisons et à dissoudre des perles dans une espèce de vinaigre. Il est probable que, dans les intervalles de ses amours avec César et Marc-Antoine, elle avoit écrit quelques traités sur les maux qui assiégent le sexe ; que ces traités se sont perdus, et que des imposteurs maladroits se sont emparés de son nom comme on l'a fait de Berose et d'Orphée.

Avicennes, médecin arabe, vivoit au onzième siècle ; il nous a laissé quatre volumes *in-folio* sous le nom de *Canon de la médecine* : on y trouve trois traités sur les incommodités du sexe, sur la conception, la grossesse et l'accouchement. Cet écrivain a été l'auteur classique de la médecine en Europe jusqu'au seizième siècle, et il l'est encore en Asie, où l'on ne connoît Hippocrate et Gallien que parce qu'il les a interprétés.

Avenzoar fleurit à Séville, lorsque des princes arabes régnoient sur une partie de l'Espagne. On cite de lui un traité curieux sur les affections de la matrice : cet écrivain étoit à-la-fois médecin, chirurgien et apothicaire. On lui attribue cent trente-cinq ans de vie sans avoir jamais été malade : il n'avoit cependant pas trouvé la pierre philosophale, comme on le dit de Paracelse et de Saint-Germain.

Averroës, né à Cordoue et mort à Maroc, au douzième siècle, passa une partie de sa vie à commenter Aristote ; devenu enthousiaste de la médecine, il se mit à analyser Gallien et Avicennes. Enfin, il écrivit directement sur les fièvres, sur les poisons et sur d'autres objets de ce genre : c'est dans ces mélanges, connus sous le nom de *Colliget*, qu'on trouve le Traité des maladies de la matrice. On accuse Averroës, à cause de la hardiesse de ses principes religieux, d'avoir été le Diagoras de la médecine.

Guinther ou *Gonthier*, né à Andernac, en 1487, fut le contemporain et le rival de Fernel : François Ier le nomma son médecin, et il méritoit de l'être par ses découvertes en anatomie et le mérite de ses ouvrages. Nous lui devons la traduction latine d'une partie d'Hippocrate et de Paul d'Egine, de Rhazès, d'Alexandre de Tralles et de Gallien : il a aussi composé un *Gynæciorum commentarius*, destiné à remédier aux malheurs auxquels l'impéritie expose les femmes en couches.

Cet écrit très-méthodique est d'autant plus important, qu'il suit la femme pas à pas, depuis l'instant où sa grossesse se déclare, jusqu'à son accouchement.

Henry de Saxe. On attribue à ce disciple d'Albert-le-Grand deux traités des secrets de la nature et des secrets des femmes, qu'on vantoit beaucoup dans le treizième siècle, lorsque l'on confondoit l'astrologie avec les mathématiques, et les oracles des sibylles avec la médecine.

Fracastor, un des médecins les plus célèbres de son tems, écrivit divers traités latins sur la sympathie, sur les causes des jours critiques et sur la contagion ; mais l'ouvrage qui fit passer son nom à la postérité, est son poëme sur ce qu'il appelle *le mal français*, qui a pour titre *Syphilis* : il est assez singulier qu'il l'ait dédié au cardinal Bembo, encore plus, que des enthousiastes l'aient comparé aux *Géorgiques.*

Fracastor mourut d'apoplexie, en 1553, à Vérone, où on lui érigea une statue.

Fernel, premier médecin de Henri II, a traité dans sa Pathologie des maladies de la matrice et des causes de la stérilité. Il amassa une grande fortune à traiter les maladies vénériennes, et cette fortune n'a pas peu contribué à sa grande renommée.

Paré, un des grands chirurgiens de son siècle, et connu pour avoir sauvé de la mort Charles IX, fut, par reconnoisance, enfermé par ce prince dans son propre cabinet la nuit du massacre de la Saint-Barthélemy : il a écrit sur la médecine, et en particulier sur la génération et les accouchemens. Ses ouvrages, imprimés à Paris, en 1575, ont été traduits dans presque toutes les langues vivantes de l'Europe.

Van-Hurne, né à Utrecht, au milieu du seizième siècle, fut le premier médecin qui fit dans les écoles de cette ville des dissections anatomiques ; on lui doit une foule d'ouvrages écrits en latin sur presque toutes les parties de la médecine : celui qui a pour titre : *Des plus graves Maladies des Femmes*, n'est pas le moins estimé. On les a tous recueillis en 1658, à Lyon, en un volume *in-folio*. Van-Hurne mourut de la gravelle, la première année du dix-septième siècle.

Mercado, premier médecin du roi d'Espagne, Philippe II. On a de lui trois volumes *in-folio*, imprimés à Francfort, en 1608, parmi lesquels on distingue le traité des maladies des Femmes: Astruc en faisoit grand cas, quoiqu'il fût fondé sur la doctrine arabe d'Avicennes et d'Averroës.

Mercurial, professeur de médecine dans la faculté de Padoue, écrivit sur le même sujet que Mercado et avec plus de succès encore. Tous les princes de son tems eurent recours à ses lumières, sur-tout l'empereur Maximilien II, qui le fit comte palatin. L'humanité reprochera toujours à sa mémoire son étrange et funeste méprise dans un voyage à Venise, où il avoit été appelé en 1578 : il déclara que la maladie pestilentielle qui y régnoit ne seroit point contagieuse, et cet oracle, démenti par l'événement, coûta la vie à cent mille hommes.

Primerose, Ecossais d'origne, relève dans un volume *in-quarto, de Morbis mulierum et symptomatis*, les erreurs anciennes et modernes sur cette partie de la médecine. On est tenté de douter un peu de ses lumières, quand on sait qu'il a été un des plus fougueux ennemis de la théorie de la circulation du sang, démontrée de son tems par Harvey, et qui auroit dû l'être dès l'origine de la médecine.

Willis. Cet Anglais célèbre ne trouve sa place ici qu'à cause de sa Dissertation latine sur les affections hystériques, qui lui occasionna une querelle littéraire avec un médecin d'Oxford, nommé Nathanaël-Higmore : le premier trouvoit le foyer de cette funeste maladie du sexe dans le tissu fibrillaire, et le second dans le sang. Astruc est ensuite venu ; il a blâmé l'un et l'autre : le meilleur des systèmes est celui d'après lequel le malade est guéri.

Quillet. On ne peut se dispenser de parler ici de ce poète médecin, à cause du succès de sa *Callipédie*, ou l'Art de faire de beaux enfans. Cet ouvrage, dont le plan est mauvais, a d'excellentes vues, mais les principes y sont à côté des préjugés, et le titre du livre n'est point justifié. On trouvoit dans la première édition des vers contre le cardinal Mazarin ; mais dans la seconde, dédiée à ce même cardinal, l'auteur en a retranché la satire. Quillet mourut à Paris, en 1661, laissant à Ménage ses écrits et quinze cents francs pour les faire imprimer ; ce que celui-ci a oublié de faire.

Graaf (Regnier de), un des patriarches de la fameuse université de Leyde, a écrit un ouvrage latin, justement estimé, sur les organes de la génération chez les femmes : on y trouve cependant quelques erreurs d'anatomie. Notre *Duverney*, bien plus instruit que lui sur les mystères de la nature, l'accuse d'avoir cru à la possibilité de deux matrices, et d'avoir pensé que les sources de la liqueur de l'amnios varient suivant les époques de la grossesse. Graaf étoit très-emporté ; toute critique le blessoit au vif, et il mourut en 1673, d'un accès de colère, à la suite d'une dispute contre Swamerdam.

Etmuller, médecin célèbre de Leipsick, auteur d'un Recueil pratique sur les maladies des hommes, des enfans et des femmes. On lui reproche trop de prédilection pour la secte chimique de son tems, qui n'avoit pas encore pris l'essor ; ce qui le portoit à proscrire trop souvent les absorbans, et tous ces remèdes actifs qui font plus de ravages dans le corps humain que les maux qu'ils guérissent. Etmuller mourut en 1683 ; il n'avoit alors que 39 ans, et ses ouvrages, dans l'édition de Naples, forment cinq volumes *in-folio*.

Sydenham, un des plus beaux génies dont la médecine s'honore, fleurit en Angleterre, précisément à la même époque qu'Etmuller. Parmi ses nombreux ouvrages, on distingue une Dissertation latine sur les affections hystériques et hypocondriaques, qui parut *in*-8°, en 1682. La médecine expérimentale de nos jours, plus avancée que celle de son tems, lui reproche d'avoir confondu deux maladies séparées par une vraie ligne de démarcation, et d'avoir admis le gonflement, l'hydropisie et le stéatôme des ovaires, comme l'effet de la maladie hystérique, tandis que cette espèce de désorganisation en est véritablement le principe. Sydenham est un des premiers médecins des derniers âges qui aient abandonné toutes les théories brillantes pour rassembler des faits : il observe sans cesse et avec une attention soutenue ; il met ses observations réunies dans tout leur jour. Voilà toute sa médecine ; si Willis et quelques autres praticiens de son tems ne l'avaient pas quelquefois égaré, on pourroit l'appeler le médecin de la nature.

Boerhaave, son rival, ne prononçoit jamais son nom qu'avec ce respect religieux que la médecine éclairée a voué à la mémoire d'Hippocrate. On observe que Sydenham fut toute sa vie tourmenté de la goutte, et que ce n'est qu'au milieu de ses accès les plus douloureux, qu'il écrivit le traité destiné à pallier cette maladie cruelle, plutôt qu'à la guérir.

Drelincourt, médecin du maréchal de Turenne et des armées de Louis XIV, mort à Leyde, en 1697, a écrit en latin, et avec trop d'élégance peut-être, divers ouvrages sur les maladies des femmes, qui, s'ils ne renferment rien de neuf, présentent du moins avec méthode la série des découvertes en médecine. Telle est sa Diatribe sur un enfantement arrivé à huit mois; sa Dissertation sur les ovaires des femmes, et une foule de petits écrits sur le fœtus, où il part toujours de l'idée de l'œuf pour expliquer le mystère impénétrable de la génération.

Mauriceau, prévôt du corps des chirurgiens à Saint-Côme, a passé avec raison pour le premier accoucheur de son siècle : aussi sa renommée en donna beaucoup à ses écrits, qui roulent tous sur son art. Les principaux sont le Traité des Maladies des Femmes grosses, les Aphorismes sur les accouchemens et les observations sur la grossesse. Mauriceau écrit sans méthode, raisonne sans dialectique; mais c'est le plus excellent des guides, quand il marche avec l'expérience. Il mourut le fameux hiver de 1709.

Connor, ce médecin irlandais, qui mourut à la fin du 17e siècle, a écrit sur une ossification continue, sur un sarcôme de la matrice et sur d'autres monstruosités de corps des femmes : il est bien plus connu par son Evangile du médecin, où il a tenté d'expliquer les miracles de Jésus-Christ, par les aphorismes de la médecine.

Dionis, un des hommes les plus célèbres de son siècle pour les dissections anatomiques et les opérations chirurgicales, a publié l'Histoire d'une matrice extraordinaire qui avait deux fonds, celle d'une fille cataleptique, et un Traité général des accouchemens, où il a beaucoup profité de l'ouvrage si connu de Mauriceau : l'écrit auquel il doit son immortalité, est l'Anatomie de l'homme, que le jésuite Parenin, par ordre de l'empereur Kan-hi, traduisit en tartare, à l'usage des médecins de la Chine. Dionis, dont le nom seul fait l'éloge, mourut en 1718.

Helvétius, aïeul de l'immortel auteur du Livre de l'Esprit, étoit originaire de Hollande : c'est à lui que l'on doit la découverte du spécifique de l'ipécacuanha contre la dyssenterie : son secret fut acheté vingt-quatre mille francs par Louis XIV, et lui valut ensuite d'être médecin du régent. Il a écrit pour les femmes son Traité des Pertes et du Cancer : il est moins estimé pour son ouvrage sur les maladies vénériennes, qu'il ne traitait que par les frictions ; ce qui attaque d'ordinaire la santé et toujours la beauté : Helvétius mourut à Paris, en 1727, âgé de soixante-cinq ans.

Freind, l'un des écrivains les plus universels de la Grande-Bretagne, fut sur-tout un des oracles de la médecine anglaise : on a de lui une Emménologie, ou Traité de l'Evacuation périodique des Femmes, où il tente de démontrer par la statique, par l'hydraulique et même par la géométrie, que c'est la pléthore locale et la grandeur des artères qui vont à la matrice, qui produisent ce phénomène d'organisation animale. Freind mourut en 1728, quelques mois après avoir été nommé premier médecin de la reine d'Angleterre.

Stalh, médecin du duc de Saxe-Weimar, et ensuite du roi de Prusse, Frédéric-Guillaume, fonda une école en Allemagne, destinée à combattre ceux qui expliqueroient l'homme sain ou malade, par le mécanisme de ses organes : sa métaphysique gâta un peu sa médecine ; mais comme elle n'influa pas sur sa chimie, celle-ci lui donna les droits les plus légitimes à la célébrité. Stalh a publié en allemand un Traité des Accidens et des Maladies des Femmes ; on a aussi de lui un grand nombre de Dissertations académiques en latin, sur l'évacuation périodique du sexe ; il mourut en 1734.

Boerhaave, l'Hippocrate de la Hollande, se créa lui-même, et sa gloire fut égale à son génie. Il a laissé des ouvrages sur toutes les parties de la médecine ; ce qui regarde les maladies des femmes est sur-tout renfermé dans ses leçons académiques sur les affections nerveuses, dans ses Institutions de médecine et dans ses Aphorismes ; les deux derniers ouvrages eurent un tel succès, qu'ils furent traduits en arabe. Ce fut le muphti qui entreprit la version des Institutions, et qui la fit imprimer à Constantinople. On remarque dans tous les écrits de ce grand homme une prédilection marquée pour la marche simple de la nature ; il y joint une érudition bien digérée, une critique lumineuse des travaux de ses prédécesseurs, et un choix judicieux de leurs découvertes.

Boerhaave, qui dans sa jeunesse avait été obligé, pour vivre, de donner des leçons de mathématiques, laissa à sa fille plus de 4 millions.

Il mourut en 1738, âgé de soixante-dix ans. La ville de Leyde lui fit ériger un superbe monument en marbre, qui ne durera pas aussi long-tems que ses ouvrages.

Hoffman, professeur de médecine dans l'Université de Hall, en Saxe, fut, jusqu'en 1742 qu'il mourut, un des oracles de l'Allemagne : ses œuvres ont été recueillies en sept volumes *in-folio*, écrits d'un style lâche, dans lesquels une bonne observation est rachetée par vingt pages de trivialité; c'est dans les centuries de ses consultations qu'on trouve ses idées sur le mal hystérique, sur les pâles couleurs et sur l'avortement : celles qui regardent l'origine du mal hystérique lui appartiennent; il prétend qu'il s'élève de la matrice des vapeurs malignes qui se disséminent dans le corps et le désorganisent.

Méad, mort à Londres, en 1754, fut médecin du roi Georges II, et s'acquit dans son art une telle réputation, que son talent lui valut long-tems cent mille livres de rente. C'est dans celui de ses ouvrages qui a pour titre : *Monita et Præcepta Medica*, qu'on trouve sa théorie sur les menstrues, sur les fleurs blanches, sur la maladie hystérique, et sur les accouchemens difficiles : tous ses écrits sont excellens à lire, parce que ses oracles sont fondés sur un demi-siècle d'expérience. C'est à lui qu'on doit un des meilleurs spécifiques pour rappeler les règles, c'est-à-dire la teinture de racine de l'elléboire noir, préparée suivant les pharmacopées.

Fitz-Gérald, Irlandais d'origine, mort à Montpellier, en 1748. On a de ce médecin un ouvrage posthume sur les maladies des femmes, où il traite de leurs maladies chroniques et de leurs maladies aiguës : on n'y trouve aucune vue neuve, aucun pas fait vers l'amélioration de la science. Ce livre, malgré les succès pratiques de son auteur, n'est bon qu'à être cité par les bibliographes.

Schurigius, physicien de la ville de Dresde, se fit connoître au commencement de ce siècle par un grand nombre d'ouvrages de médecine, dont l'érudition indigeste est semée de textes hollandais, italiens et allemands, qui font à chaque instant perdre le fil des principes : ses écrits sur les femmes sont tous, du moins quant au titre, jetés dans le même moule ; ici c'est sa Parthénologie ou ses Considérations sur la Virginité ; là, sa Gynécologie ou ses Vues physiques sur les combats amoureux ; ailleurs, sa Syllepsilogie ou sa Théorie de la conception. Il n'y a guère de bon dans ces livres savans que ce qui n'est pas de lui, c'est-à-dire les textes étrangers qu'il y a insérés.

Astruc, le beau-père du ministre Silhouette, et l'un des médecins les plus célèbres de la France, tient à cet ouvrage par son Art d'accoucher réduit à ses principes, par son beau Traité des Maladies des Femmes, et par son livre original sur les maladies vénériennes, qui a été traduit dans presque toutes les langues de l'Europe. En général, il procède, dans presque toutes ses productions, avec un esprit d'analyse qui annonce sa grande sagacité; il rassemble les faits, il oppose les autorités, et se décide toujours par la nature. Cet homme célèbre mourut à Paris en 1666, âgé de quatre-vingt-deux ans : on pourrait croire, au nombre, et sur-tout au mérite de ses ouvrages, qu'il a vécu l'âge des patriarches.

Lecamus, médecin des femmes, plein d'imagination, foible comme elles, a écrit la Médecine de l'Esprit et le roman d'Abdéker, ou l'Art de Conserver sa Beauté : il effleure son sujet, mais il est utile. Plus de profondeur n'aurait peut-être pas rempli son but : il vouloit faire goûter au sexe ses conseils sévères, en les plaçant dans des livres de boudoir. Lecamus, né à Paris, y mourut en 1772, ayant à peine vécu un demi-siècle.

Lecat, de toutes les Académies savantes de l'Europe, naquit avec le siècle, composa un grand nombre d'ouvrages estimés en médecine, et jouit de son vivant de toute sa renommée; il avoit composé un Traité sur les Maladies de l'Utérus, qui fut consumé en 1762, dans l'incendie de ses manuscrits. Il nous reste de lui, sur la matière qui fait l'objet de notre ouvrage, sa belle Dissertation, couronnée à l'Académie de Berlin, sur l'existence et la nature du fluide des nerfs, et sur-tout son Traité des Sens, dont la partie morale est digne de Platon, et la partie anatomique du célèbre Winslow. Lecat n'a survécu que six ans à l'incendie de ses derniers ouvrages.

Haller, écrivain universel, naquit à Berne en 1708, et sortit de l'école de Boerhaave. Ses ouvrages formeraient seuls une encyclopédie. Il a beaucoup écrit sur la grossesse et sur le fœtus; il a attaqué d'une manière victorieuse le roman de Buffon sur la génération, si connu sous le nom de *Molécules organiques;* mais son chef-d'œuvre sur la matière qui nous occupe, est sa Physiologie, qui renferme l'extrait des travaux en médecine, et des écrivains de tous les âges. C'est un chef-d'œuvre de critique et d'instruction pour les individus des deux sexes qui veulent, sans s'écarter de la nature, se dérober à la douleur et retarder les approches de la mort.

Lamettrie, ce fou plein d'esprit, dont le roi de Prusse eut la bonté de faire l'éloge en pleine académie, naquit à Saint-Malo en 1709. Il fit une *Pénélope* contre les médecins, et un *Homme machine* contre la divinité. Voltaire disoit qu'il n'avoit jamais écrit que dans l'ivresse; cependant il y a de la méthode, de la logique et des connoissances dans ses ouvrages sur le Vertige, sur une Catalepsie hystérique, et sur les maladies vénériennes. Les femmes peuvent aussi lire avec fruit sa Lettre sur l'art de conserver la santé et de prolonger la vie. Lamettrie mourut en 1751, quittant la vie, dit un de ses amis, comme un acteur quitte le théâtre, ne regrettant que le plaisir d'y briller.

Sauvages, né à Calais, en 1706, se fit connoître, dès l'âge de vingt-un ans, par sa thèse de licence, où il agita cette question : *Si l'amour se guérit par les remèdes tirés des végétaux :* elle lui valut quelque tems le nom de *médecin de l'amour*. Il y a des connoissances et des traits de lumière dans sa Dissertation latine sur le fœtus, qui a pour titre *Embryologie ;* et dans sa Théorie de la douleur et des convulsions ; mais c'est sur-tout dans sa Nosologie que les femmes peuvent trouver à s'instruire : on regrette seulement que l'auteur ait eu la bizarrerie de classer ces maladies dans un ordre analogue à celui des botanistes ; ce qui rend très-pénible la lecture de son ouvrage. Sauvages, mort en 1766, a pu jouir quarante ans de sa gloire.

Wan-Swieten, premier médecin et bibliothécaire de l'Impératrice-Reine, naquit à Leyde en 1700, et apprit les élémens de l'art de guérir, de Boerhaave ; aussi, par reconnoissance, il a enrichi des plus savans commentaires les Aphorismes de ce grand homme. Le texte original et le commentaire sont l'un et l'autre un foyer de connaissances médicinales pour les femmes ; malheureusement ils forment cinq volumes *in-quarto*, dont la partie chirurgicale a seule été traduite en notre langue. Il seroit à souhaiter qu'une plume habile osât réduire ce grand ouvrage, le traduire en français, et en faire le manuel médical de l'Europe.

Tout le monde connoît l'usage fréquent et

toujours dangereux que Wan-Swieten, par le conseil du célèbre Sanchez, a fait du sublimé corrosif pour l'extinction radicale de la maladie vénérienne. Il mourut en 1772, et l'Impératrice-Reine lui fit ériger une statue.

Tissot, né en 1728, et que la mort vient de nous enlever, a partagé, à quelques égards, la renommée de Haller, son compatriote et son ami; cette renommée est bien justifiée par le mérite de ses ouvrages. On ne saurait trop recommander aux femmes la lecture de son Traité sur les maladies de nerfs, de son Avis au peuple et de son Essai sur les maladies des gens du monde; partout on voit une théorie lumineuse, appuyée sur des faits incontestables; partout, même dans les erreurs qui lui échappent, on aperçoit le désir ardent d'être utile; partout on reconnoît l'écrivain modeste et qui doute de tout, excepté de la toute-puissance de la nature.

CHAPITRE II.

Principes généraux de médecine pour les femmes (1).

Le premier principe reconnu par tous les gens de l'art, c'est qu'aucun être sensible ne sort malade des mains de la nature.

Hors de la société, tous les individus naissent sains, bien organisés, ou ils meurent avant leur développement. Dans la société, il se rencontre de tems en tems, sur-tout dans les grandes villes, des infortunés des deux sexes, qui, venus au monde cacochymes, se développent avec peine, vivent tourmentés par le mal, et plus encore par les remèdes, et meurent avant le tems; mais il ne faut l'attribuer qu'à l'inconduite des pères, à l'éducation dépravée des enfans, et sur-tout à l'ignorance des vrais principes de la médecine.

Ne seroit-ce pas rendre aux femmes un

(1) Ce chapitre peut être considéré comme l'analyse d'une partie du tome V de la Philosophie de la Nature, édition de 1789.

service important, que de leur prouver que si le libertinage des pères a écarté leurs enfans du système de la nature, il est possible de les y ramener, jusqu'à certain point, par la combinaison raisonnée d'une éducation physique et d'une éducation morale, et par une théorie de médecine qui facilite le développement et le jeu des organes.

Ou le vice de l'organisation porte sur des parties du corps déjà altérées dans les pères, et, dans cette supposition, il est évident que notre théorie est inutile, car un enfant né avec un bras ou un œil de moins ne peut jamais les recouvrer. La médecine conserve, mais elle ne peut rien créer. Au reste, observons qu'alors même l'individu mal organisé ne souffre pas, et ainsi est soustrait à l'empire de la médecine.

Ou, ce qui est infiniment plus commun, le vice de l'organisation vient d'un principe de maladie invétérée dans les pères, qui altère peu-à-peu, dans les enfans, toute l'économie animale; alors il m'est démontré qu'on peut, avec des soins, un régime soutenu, des remèdes appropriés à la constitution, et sur-tout un frein donné aux passions naissantes, rendre à un corps cacochyme la vigueur naturelle.

Il n'y a personne qui n'ait connu, dans sa famille ou dans celle de ses amis, des êtres nés avec le germe de mille maladies mortelles, débiles, abandonnés même des médecins, qui, après avoir lutté plusieurs années contre une nature qui sembloit marâtre, ont repris peu-à-peu des principes de vie, et sont devenus, jusqu'à une extrême vieillesse, les mieux organisés des hommes.

On désespéra, à la naissance de Fontenelle et de Cornaro, de les voir survivre à leur baptême, et leur carrière fut d'un siècle.

Ninon de l'Enclos, qui avait hérité de sa mère d'un sang vicié, suivit son exemple, et donna, dit-on, à quatre-vingts ans, un rendez-vous d'amour à l'abbé Gédoyn.

Voltaire, non moins malheureusement né, se plaignit toute sa vie des maladies qu'il n'avoit pas ; il se fit un tempérament par un régime sévère et en se refusant à toute autre passion qu'à l'amour de la gloire. S'il ne se fût pas tué à quatre-vingt-quatre ans avec l'opium, il auroit vu la fin de la révolution française.

Le grand art de rendre à la nature les enfans que la vie déréglée ou le malheur des pères en a écartés, consiste à ne point contrarier sa marche dans le développement des organes.

A peine l'enfant est-il né, qu'on le purge pour le délivrer du méconium et des glaires qui séjournent dans son estomac et dans ses intestins; mais la nature trouve alors un puissant spécifique dans le lait de la mère; c'est le secours du sein qu'il lui faut, et non celui d'une pharmacie.

L'enfant ne commence pas plutôt à jouir du bienfait de la lumière, que malgré la réclamation des philosophes on captive encore son corps délicat dans des langes. Si c'est une fille, elle n'échappe pas, à mesure qu'elle grandit, à cette tyrannie d'éducation. Sous prétexte de former sa taille, on la comprime dans des corps à baleine : par ce moyen, ses membres se développent mal, les glandes lymphatiques du sein s'obstruent, et souvent, devenue épouse, elle est condamnée à la stérilité.

Boerhaave a compté dix-huit cents maladies dont la vie humaine est attaquée; et le docteur Sauvages, en les classant dans sa Nosologie, y joint quatre cents variétés. Mais parmi ces dix-huit cents maladies originelles, il n'en est peut-être point dont on ne détruisît peu-à-peu le germe, si une mère vouloit étudier la marche de la nature et se faire le médecin de ses enfans.

Par exemple, elle s'abstiendra de les tenir sans mouvement, dans des appartemens toujours échauffés au même degré du thermomètre; usage qui relâche leurs fibres et tend à faire contracter à leur entendement la foiblesse de leurs organes.

Elle les vêtira toujours à la légère; ce qui est sans inconvénient, puisque l'anatomie démontre que la chaleur vitale est infiniment plus grande dans les enfans que dans les adultes; elle ne condamnera point, sur-tout les filles, à une vie sédentaire qui, en gênant la circulation des fluides, rend tous les jours plus rares ces belles formes de l'antiquité grecque, que nous ne rencontrons plus d'ordinaire que dans les statues.

Elle observera que les substances animales étant d'une digestion trop difficile pour les estomacs foibles, les fruits, les végétaux, doivent entrer de préférence dans leur régime.

Lorsqu'une fille a atteint l'âge de la puberté, si des soins tutélaires continuent à la protéger, on peut assurer que, quelles que soient les maladies qu'elle a reçues en héritage, elle peut espérer d'atteindre sans douleur la plus longue carrière.

A cette époque la nature fait un dernier

effort pour épurer le sang humain ; si elle n'est pas contrariée par des remèdes indiscrets, par une éducation immorale, l'organisation s'achève et le vice héréditaire est détruit.

En général, puisque la maladie est un état contre nature, les femmes doivent bien se convaincre qu'il y a, dans tout individu bien organisé, un principe vital qui tend, dès les premières atteintes du mal, à en délivrer le corps qu'il menace. Cette tendance du principe vital se détermine par une crise : si elle est salutaire, comme il arrive toujours dans les sujets bien constitués, l'organisation se rétablit; si le mal l'emporte, comme on le voit quelquefois dans les sujets viciés, la machine se décompose. Une sage médecine doit seulement ici prévoir et prévenir les crises, si le sujet est mal sain ; ou les suivre, les aider, les conduire, suivant l'indication de la nature, si le sujet est bien constitué.

C'est une maxime sans cesse confirmée par l'expérience des gens de l'art, que la nature n'a besoin d'ordinaire que de sa propre énergie, pour combattre le mal qui lui est étranger : c'est donc aux mères à épier, à cet égard, dans une fille malade, la marche de la nature, à ne point lui donner des alimens que le dégoût repousse, à ne point prescrire l'exercice quand l'affaissement exige le repos; en un mot, à préparer doucement la crise au lieu de la combattre.

Je ne connois que deux cas où la nature peut paroître impuissante pour combattre le mal par la crise : c'est celui de la contagion et celui des maladies vénériennes.

Le docteur Méad, qui le premier approfondit la théorie des contagions, nous a appris à les prévenir par des modes simples qui dérivent du choix de la demeure, de l'épurement de l'air et des alimens; et, quand on a le malheur d'en être atteint, il nous a consolés en nous prouvant qu'il y avoit sur ce globe encore moins de poisons que d'antidotes.

Le fléau des maladies vénériennes est plus terrible peut-être, parce qu'il se complique, sur-tout chez les femmes, avec une foule d'incommodités qui, en dénaturant son principe originel, empêchent souvent d'y apporter le véritable remède; et, comme il n'y a presque point d'exemple que l'individu le mieux organisé s'en délivre par la simple crise de la nature, il est de la plus haute importance, pour une tendre mère, d'interroger la conscience de sa fille, et, à son défaut, la sienne propre, pour voir s'il existe dans ses veines quelques traces de cette cruelle maladie, afin de la combattre avec le seul spécifique qui puisse en prévenir les ravages.

Le combat entre le mal et la nature s'annonce presque toujours par la fièvre ; je ne vois pas pourquoi la tendresse maternelle s'alarmeroit d'un pareil conflit. Il ne s'agit que de donner à la nature tous les moyens de déployer ses ressources, alors le mal est vaincu.

Quant aux remèdes qui peuvent accélérer la sortie de l'humeur morbifique, d'ordinaire c'est la nature qui les indique. J'ai observé que, quand l'abondance du sang engorgeoit les veines dans la jeunesse, un instinct heureux portoit à chatouiller les narines, ce qui conduisoit à l'hémorrhagie : j'ai connu des malades attaqués de fièvres putrides, qui n'avoient de goût que pour les boissons acides et les oranges.

Qu'on ne dise pas que l'homme malade ne peut se procurer qu'à grands frais les simples qui peuvent préparer et accélérer les crises de la nature : c'est dans les contrées du Nouveau-Monde, où la dyssenterie et les fièvres intermittentes font le plus grand ravage, que la nature a placé l'ipécacuanha et le quinquina. Le cresson, le lapathum et le cochlearia, abondent dans les pays marécageux, foyer du scorbut : on trouve à chaque pas le gayac, la salsepareille et tous les sudorifiques, chez les peuples qui nous ont inoculé le virus vénérien : il n'y a pas jusqu'à cette terrible peste *elephantiasis* attachée au sol brûlant de l'Egypte, qui ne se guérisse avec la chair d'une vipère dont l'espèce abonde sur les bords du Nil, au rapport de Paul d'Egine et du célèbre Gallien (1).

La transpiration est un des moyens les plus efficaces pour accélérer la crise salutaire qui doit purger les fluides de toute matière hétérogène : la vie sédentaire des femmes s'opposant trop souvent à cette mesure, il est sage d'y suppléer par l'usage momentané des frictions et des sudorifiques ; je dis momentané, parce que la continuité de ces moyens tendroit à la dissolution de la masse du sang, et par conséquent au scorbut et à l'hydropisie.

Les bains semblent le moyen le plus simple et le moins dangereux pour faciliter une transpiration qui détermine la crise de la nature.

Les bains d'air seroient peut-être les plus

---

(1) Paul d'Egine, liv. IV. — Gall., *de Simpl. Facult.*, lib. XI, cap. I.

favorables aux femmes, si elles avoient le courage de les prendre; on sait que, sur-tout dans les villes, la plupart de leurs maladies sont produites par l'atmosphère empoisonnée des lits, des voitures et des salles de spectacle. Elles les préviendroient, peut-être, ou du moins elles diminueroient leurs ravages, si de tems en tems elles faisoient la partie de se rendre à pied, et à la fraîcheur matinale, au sommet de quelque éminence, et que là, vêtues aussi légèrement que le luxe et la mode les autorisent à le faire dans nos promenades, elles jouissent en liberté, pendant quelques heures, de l'air pur du spectacle de la nature.

Les bains d'eau ont aussi leurs avantages quand on n'en fait pas une habitude journalière; mais il faut avoir le courage de les prendre plus froids que chauds : les bains chauds amollissent les chairs, diminuent le ton des fibres, et, pour peu que les femmes soient sujettes aux affections nerveuses, leur procurent des syncopes, des vertiges, des cardialgies, et leur donnent trop d'embonpoint.

Quant aux bains froids, on sait que les Romaines guérissoient par leurs secours presque toutes leurs maladies : encore aujourd'hui les femmes russes, en passant immédiatement d'une douche d'eau glacée à un bain de vapeur, se procurent une santé robuste, objet de la sage médecine. Je ne conseille point à des Françaises, nées sous un ciel plus heureux, de chercher à s'habituer à cet usage des habitans de Pétersbourg et d'Archangel, mais du moins d'imiter leur courage.

Je n'ajouterai qu'une seule observation à cet égard : c'est que l'usage des bains, pour les femmes, doit cesser pour peu qu'une épidémie exerce ses ravages ; car alors les pores étant plus ouverts, les corps sont plus disposés à s'imprégner de miasmes pestilentiels. Cette observation n'a pas échappé aux gens de l'art, à l'époque des deux pestes si fameuses de Londres et de Marseille.

Il résulte de toutes ces considérations, qu'il ne faut au sexe que le simple bon sens pour rester dans le cercle de la nature ou pour y rentrer, s'il a eu le malheur d'en sortir. Un exercice modéré, des alimens sains, le calme des passions, voilà les moyens les plus sûrs pour une femme d'être toujours bien portante : de l'eau, de l'air et quelques simples, voilà, quand elle cesse de l'être, les moyens de se guérir de toutes les maladies qui ne tiennent pas à la contagion et à la peste vénérienne.

Une des méthodes les plus sûres pour donner à la médecine de la nature toute son énergie, c'est de la concilier avec l'étude approfondie du tempérament.

On remarque dans la société peu de femmes bilieuses : celles qui ont cette constitution doivent céder à l'instinct de la nature, qui rend agréables à leur goût les boissons légèrement acides, certaines eaux minérales, et en général tout ce qui peut diviser leurs humeurs et en tempérer l'acrimonie.

Le sexe, à cause de l'humide radical qui semble dominer chez lui, admet plus ordinairement le tempérament pituiteux : c'est dans ces circonstances qu'une médecine éclairée emploie les amers, les cordiaux, les boissons astringentes, et tout ce qui peut fortifier le tissu fibrillaire et en augmenter les oscillations.

Le tempérament sanguin est celui que l'on rencontre le plus souvent chez les femmes, circonstance qu'il faut attribuer en grande partie à ce flux périodique qui les caractérise depuis l'âge de puberté jusqu'au tems critique. Ces principes généraux pour ce tempérament se réduisent, comme nous verrons dans la suite, à maîtriser les périodes naturelles de ce flux, de manière à être à égale distance des suppressions et des pertes : le régime ordinaire, dans l'état de santé, se réduit à l'usage de mets doux et presque sans assaisonnement, et, dans l'état de maladie, aux bains de pieds et aux remèdes simples, propres à rafraîchir le sang et à en calmer l'effervescence.

Le tempérament mélancolique est assez rare chez les femmes, à moins qu'il ne soit l'effet de quelques causes accidentelles ; alors, en détruisant le principe, le résultat cesse de lui-même. Les filles que l'âge de puberté porte à ces rêveries machinales, qui tiennent de la mélancolie, passent à un autre tempérament par le travail et par le mariage : celles qui nourrissent des idées vagues de bonheur, par la lecture des romans ou par les illusions religieuses du cénobisme, perdent ce tempérament factice en quittant les couvens et en se livrant à des lectures plus substantielles. Quant aux femmes essentiellement mélancoliques, on ne peut trop leur recommander l'eau pour boisson, une vie active, un exercice soutenu quelquefois même immodéré, et sur-tout un mélange heureux de travaux et de doux loisirs.

C'est particulièrement de l'équilibre entre les forces physiques et les forces morales que dépend la vigueur du tempérament. Lorsque la femme sans passions est condamnée à l'apathie, son existence est purement animale : ses traits perdent leur finesse ; elle acquiert un embonpoint incommode ; elle est sujette à la pléthore : au contraire, si les passions prédominent, le suc nerveux, qui est l'essence de tous nos fluides, n'est plus filtré également par le cerveau ; le sang s'appauvrit, les organes se dégradent, et l'on périt au tems critique pour n'avoir pas, dès l'âge de vingt-cinq ans, raisonné la conduite qu'il fallait suivre.

Borné, en ce moment, à des considérations générales, j'observe aux femmes que le vrai moyen de jouir de la nature, et d'en jouir dans toute sa plénitude, est de circonscrire, le plus qu'il est en elles, le cercle de leurs besoins : dans les grandes sociétés, sur-tout, où le luxe domine, il y a une foule de besoins factices qui émoussent la sensibilité pour les vraies jouissances : telle est l'habitude de veiller la nuit et de dormir le jour ; celle de ne respirer que l'air étouffé des appartemens et des voitures ; enfin de surcharger le matin son estomac de fluides aussi dangereux que le thé et le café. Toutes ces pratiques que commande la mode sont mortelles dans les affections nerveuses, et encore plus dans les maladies vénériennes.

Il suit de la lecture raisonnée de ce chapitre, qu'en général il n'y a point de maladies innées dans le sexe, et que celles dont on hérite de ses pères se guérissent sans peine, du berceau à l'âge de puberté ; qu'une fois arrivée à cette époque, une femme, hors les cas de la contagion et des maux vénériens, n'est malade que quand elle s'écarte de la nature, et qu'il ne tient qu'à elle d'y revenir par l'étude paisible des crises, des remèdes simples, et par le maintien de l'équilibre entre les forces morales et physiques qui assure la vigueur du tempérament.

CHAPITRE III.

De la femme, considérée sous ses rapports physiques.

TELLE est la marche de la nature : le corps se développe avant l'intelligence, et la femme est nécessairement femme avant d'éprouver les affections d'une mère et d'en connoître les devoirs ; il faut donc suivre cette marche, en s'occupant des influences physiques, avant de songer aux influences morales.

Il n'y a point proprement de sexe jusqu'à l'approche de la puberté; ainsi ce n'est guère qu'à dix ans, dans les climats les plus méridionaux, qu'une mère tendre doit songer à rendre le corps de sa fille tel qu'il doit être, afin qu'unie par les lois à l'homme qu'a choisi son cœur, celui-ci trouve à-la-fois en elle la santé, la beauté et l'espérance de la maternité.

Jusqu'à l'avénement de la vraie philosophie en Europe, on n'a guère eu, sur-tout dans les grandes villes, que des idées fausses sur l'éducation physique du sexe : à peine le cœur d'une fille s'ouvroit-il au besoin de plaire, que sa mère, sous prétexte de lui donner une éducation soignée, l'enchaînoit auprès d'elle, ne lui permettant que ses inclinations et ses goûts, ne lui faisant entrevoir d'autres plaisirs que ceux qu'elle pouvoit partager avec elle; ce qui conduisoit celle-ci à feindre des affections qu'elle n'avoit pas, à faire à l'être qu'elle devoit le plus chérir, de fausses confidences, à désirer, au fond du cœur, de rompre ce joug maternel que sa bouche appeloit la plus douce des jouissances.

De là, le combat entre une nature bienfaisante et des habitudes dépravées, qui se terminoit d'ordinaire par la désorganisation de la machine animale, par le germe de longues douleurs et par la stérilité.

Une mère entraînée par une mode barbare à comprimer sa taille pour rehausser un sein qui tombe, et pour aplatir un ventre qui grossit, ne pouvait faire prendre à sa fille le même costume, sans tarir la source naissante de son lait, sans rendre inutiles en elle les réservoirs de la génération.

En lui prescrivant les alimens de l'âge mûr, elle franchissoit sans intervalle l'espace qui sépare l'enfance de la maturité, sans la faire passer par cette adolescence, le plus bel âge de la vie, qui a sa manière d'être particulière, ses goûts simples, ses alimens légers : de là, un estomac faible ou vicié par la surabondance des levains, qui obligeoit de vivre de privations ou de se familiariser avec la douleur.

Le plus grand mal que faisoit naître cette mauvaise éducation, venoit de la vie sédentaire qui en étoit le résultat ; comme c'est sur-tout depuis dix ans jusqu'à l'âge de puberté que la nature fait de plus grands efforts pour développer tous les principes de la vie, il est évident que, si l'on condamne à l'inertie un corps qui tend par une force puissante au mouvement, c'est un moyen sûr de détendre son ressort et de lui communiquer toutes les maladies qui accompagnent la foiblesse.

Une mère imprévoyante appelle travail cette occupation futile qui consiste à broder de la mousseline, ou à faire passer l'aiguille avec adresse dans le tissu d'un canevas ; mais le mouvement qui ne s'opère que par l'agitation des doigts n'a point d'influence sur l'économie animale : le corps fixé sur un siége, arrêté sur le même objet, devient chétif et cacochyme, la circulation des fluides se fait mal, s'arrête, sur-tout dans les vaisseaux capillaires, les belles couleurs du visage se flétrissent et on sent s'éteindre ce feu vital sans lequel on n'atteint jamais au vrai but de la génération et de la parfaite santé.

On court le risque de ne pas se faire entendre quand on cite aux héroïnes des tems modernes celles des beaux siècles de la Grèce et de Rome : cependant la nature du sujet que je traite m'entraîne à dire un mot des filles de Sparte : Lycurgue les exposoit souvent en public, non pas mêlées avec la jeunesse d'un autre sexe, mais rassemblées entre elles ; on n'offroit pas un sacrifice national, on ne célébroit pas une fête sans le concours des jeunes filles qui, couronnées de fleurs, chantant des hymnes civiques, formoient des danses animées où toutes leurs grâces se développoient. A ces exercices religieux se réunissoit une gymnastique touchante qui les empêchoit de s'énerver dans les langueurs d'une vie sédentaire : on les voyoit lutter dans l'arène même après le mariage, et, devenues hommes, elles donnoient naissance à des hommes.

Lycurgue, dans ses institutions, a été trop loin peut-être ; mais, quand il s'agit d'éducation physique, il est plus sage d'outre-passer le but que de ne point l'atteindre, car enfin il vaut mieux devenir homme que de tomber au-dessous d'une femme, de rester un être nul, et de passer sa vie dans la léthargie de l'ennui ou dans l'angoisse de la douleur.

L'auteur d'Emile l'a dit, et sa maxime n'a point trouvé de contradicteurs : « C'est par » l'extrême mollesse des femmes que com- » mence celle des hommes : les femmes ne » doivent pas être robustes comme eux, mais » pour eux, afin que les hommes qui naîtront « d'elles le soient aussi. »

Pour rendre ce chapitre intéressant par des détails seuls capables de fixer l'attention des lecteurs, je vais examiner successivement l'air que les femmes doivent respirer, l'espèce de vêtement dont elles doivent se couvrir, les alimens qui conviennent à leur constitution, et les plaisirs des sens qu'elles peuvent se permettre, hors le premier de tous, qui doit avoir une place particulière dans cet ouvrage.

De l'air, du climat, de leur influence sur le corps humain.

L'air, ce fluide pénétrant et actif dont le ressort est si nécessaire à la circulation de nos humeurs et au jeu de nos poumons, est un des agens qui influent le plus sur la santé du sexe sur son bonheur.

La femme condamnée par les mœurs de son pays, par la tyrannie de la mode à vivre presque toujours à l'abri des influences de l'air, doit, du moment qu'elle sort de l'enceinte de sa prison, en sentir d'une manière plus pénétrante toutes les modifications : la finesse de sa peau, la mollesse de ses muscles, la délicatesse de ses organes, tout contribue à la rendre très-sensible aux moindres variations de l'atmosphère : aussi souffre-t-elle de ce qui fait la santé de la femme robuste ; on diroit qu'elle trouve un principe de mort dans la source la plus pure de nos jouissances.

Si nous vivions dans des contrées délicieuses de l'Orient, où l'air toujours pur conserve sans altération les monumens de la plus haute antiquité, je dirois aux femmes : Voulez-vous mettre votre santé à l'abri de presque toutes les atteintes? montez de tems en tems sur ces éminences ombragées de cèdres et de mélèzes; ne fermez vos appartemens qu'avec des persiennes qui entretiennent la circulation de l'air; allez dormir sans crainte sur les terrasses de vos pavillons. Mais nous sommes dans un climat bien moins favorisé de la nature, et, puisque l'air est notre élément, il faut le respirer libre quand il est pur, et quand il ne l'est pas, il faut en corriger les influences.

Quand l'air est trop chaud, il dissipe les parties lymphatiques du sang, et par-là devient le germe des maladies inflammatoires.

Est-il trop froid? il arrête la transpiration, il contracte d'une manière douloureuse les fibres organiques; de là, les rhumes, les maux de poitrine et tout le cortége des incommodités qui les accompagnent.

Enfin, est-il trop humide? il détruit l'élasticité des solides et rend les corps sujets aux spasmes et à la fièvre.

Pour que les femmes condamnées à vivre

dans cet air, que leur constitution leur fait regarder comme leur ennemi, puissent se guider elles-mêmes dans les passages d'une modification de l'atmosphère à une autre, il faut mettre sous leurs yeux quelques faits ensevelis dans les recueils de physique et d'histoire naturelle.

La nature a assigné, pour l'homme ainsi que pour la femme, une espèce d'échelle d'air respirable dont ils peuvent parcourir successivement tous les degrés, pourvu qu'ils ne passent point trop vîte de l'une à l'autre de ces extremités.

On peut vivre dans l'intérieur d'une mine jusqu'à seize cents pieds au-dessous du niveau de la mer, pourvu qu'on y établisse des courans d'air et des ventilateurs.

D'un autre côté, le physicien de Saussure, dans un de ses voyages au mont Blanc, a prouvé qu'on pouvait s'élever sans douleur jusqu'à dix-neuf cents toises, ou onze mille quatre cents pieds au-dessus du même niveau de l'Océan; ainsi, voilà un espace perpendiculaire de treize mille pieds, que tout homme bien organisé peut parcourir sans déranger, d'une manière sensible, l'organisation animale: on est monté impunément bien plus haut, sur-tout avec le secours des aérostats ; on est descendu bien plus bas dans les entrailles de la terre, mais il ne faut point citer des prodiges.

Les expériences sur la chaleur et sur le froid démontrent d'une manière bien plus victorieuse la supériorité de notre nature : les Lapones et les Groënlandaises, car je ne veux parler ici que des femmes, vivent neuf mois de l'année à un froid qui fait descendre, pendant certaines nuits, le thermomètre de Réaumur, jusqu'à soixante degrés au-dessous de zéro : dans nos zônes tempérées, il est rare que le froid le plus rigoureux le fasse descendre jusqu'à quinze.

D'un autre côté, ce qu'il est en notre pouvoir de souffrir par excès de chaleur est encore plus étonnant. L'histoire des bains russes nous apprend qu'une femme délicate, à Pétersbourg, peut rester une demi-heure exposée à une chaleur qui fait monter à quarante degrés le même thermomètre.

L'ingénieux Tillet a consigné, dans les Mémoires de l'accadémie des Sciences de 1764, un fait bien plus extraordinaire : il a vu des filles du peuple qui restoient cinq minutes dans un four où le thermomètre marquoit cent treize degrés, c'est-à-dire trente-trois au-dessous de l'eau bouillante, et quatre-vingt-cinq au-dessus de notre chaleur naturelle.

Je n'ai rassemblé ces contrastes que pour rassurer les femmes contre la crainte de la mort qui vient les effrayer dans les grandes variations de l'atmosphère ; en général, la nature a singulièrement circonscrit, dans nos climats, ces changemens de température : la chaleur, dans les étés les plus ardens, à Paris, ne fait pas monter le thermomètre à plus de vingt-huit degrés, ce qui est le terme de la température ordinaire du sang : le froid le plus aigu, tel qu'on l'a vu en 1709 et en 1776, ne le fait pas descendre au-dessous de seize : ainsi l'intervalle, entre les deux extrêmes de chaleur et de froid, se réduit à quarante-quatre degrés, et, dans les années courantes, il n'est que de trente.

Une échelle de quarante degrés entre deux extrémités de chaleur et de froid, n'est rien assurément pour une femme qui sait que son sexe en a bravé les rigueurs dans une espace de cent treize ; cependant, si elle veut former à sa fille un tempérament robuste et à l'abri de l'intempérie des saisons, je lui conseille de l'essayer, mais par degrés à atteindre, dans les deux mois de janvier et de juillet, les deux extrêmes de l'échelle. Si l'expérience est faite avec prudence et répétée avec succès à différentes époques, le tempérament est formé, et la Française est une Spartiate.

Un état de l'air atmosphérique bien plus contraire encore à la constitution de nos femmes que lorsqu'il est condensé par un grand froid, ou raréfié par une grande chaleur, est celui que l'on voit chargé de brouillards, sur-tout à la fin de l'automne : je conseille à celles qui se sont condamnées à l'inertie de la vie sédentaire, de ne pas la quitter à cette époque ; ou, si des affaires impérieuses les obligent à sortir, de boire avant du thé ou un peu de vin légèrement trempé, de se vêtir chaudement, et au retour de changer de robe, ou même de faire quelques légères frictions avec de la flanelle.

C'est par les mêmes raisons qu'il faut éviter, pour sa demeure habituelle, une maison entourée de bois de haute futaie qui retiennent les exhalaisons aqueuses et mal-saines (1), ou

(1) Plusieurs physiciens assurent que les végétaux purifient l'air, sur-tout les plantes qui croissent dans les mares ou eaux stagnantes, qui deviennent infectes, et causent des fièvres épidémiques, dès qu'on a coupé ces plantes aquatiques.

placée près de lacs et de canaux stagnans, d'où s'échappe un air changé de miasmes pestilentiels : la fièvre habite là ; et quand on est d'un âge avancé, tantôt le mal, tantôt les remèdes amènent l'hydropisie et la mort.

C'est sur-tout quand une femme ne peut, par son état ou par sa fortune, abandonner ces demeures fatales, que la nature l'invite à gravir, le plus souvent qu'il lui sera possible, sur ces hauteurs champêtres où l'on respire plus librement, où le corps se trouve plus léger, l'entendement plus sain, et ou l'exemption des passions en rendant les jouissances plus douces, les multiplie.

On remédie aussi au danger de ces expositions auprès des bois ou des eaux dormantes, par une clôture exacte des appartemens du côté du couchant, par des fumigations, par l'acide muriatique oxigéné, ou l'appareil du célèbre Guyton-Morveau, et sur-tout par une très-grande propreté : c'est par ces soins qu'en Hollande, pays conquis sur la mer et presque submergé, on voit quelquefois des centenaires, sur-tout parmi les femmes, qui conservent jusqu'à la mort une parfaite santé.

Le plus redoutable ennemi des femmes est assurément l'air enfermé et méphytique qu'elles respirent dans ces voitures bien closes ; dans ces boudoirs et aux salles de spectacles. On doit bien se persuader que l'air atmosphérique, se trouvant le plus léger des corps qui nous environnent, est, par cela même, le plus aisé à s'échauffer et à s'imprégner des miasmes putrides qui s'exhalent, sur-tout dans les grandes villes, des substances végétales et animales ; or, cet air quand on n'a pas soin de le renouveler, porte atteinte à la santé la plus robuste, en y introduisant le germe des éruptions cutanées et des fièvres putrides.

J'ai parlé du danger d'habiter les grandes villes à cause des émanations d'un air corrompu. C'est sur-tout aux femmes déjà cacochymes, à qui la médecine prescrit impérieusement de s'en éloigner. Les capitales sont le tombeau des femmes asthmatiques, hystériques, vaporeuses et hypocondriaques.

Lorsqu'il est moralement impossible à une femme de rompre les chaînes qui l'attachent au séjour des grandes villes, elle doit du moins choisir un quartier bien aéré, percé de grandes rues et sur quelque hauteur ; il n'y a rien de plus funeste que d'habiter, au centre d'une capitale, de petites ruelles inaccessibles à la lumière à cause de la hauteur des maisons, et qui n'admettent qu'un courant d'air épais, méphytique et putride, chargé des émanations des cloaques, des cimetières et des boucheries.

Puisqu'il est démontré, par la saine physique, que l'air, ainsi que l'eau, se charge des molécules de la plupart des corps avec lesquels il est en contact, il est de la sagesse d'une femme, sur-tout quand elle est valétudinaire, d'éloigner d'elle toute communication avec des êtres vivans réputés mal-sains, et sur-tout avec des débris de substances animales et végétales. Elle doit peu fréquenter les temples et autres édifices sacrés, lorsque la religion y amène un trop grand nombre de fidèles, parce que d'ordinaire la hauteur des fenêtres empêche qu'on ne renouvelle, en les ouvrant, l'air infect qui s'y amasse ; parce qu'on ne songe pas à le purifier avec le secours du feu, et qu'il est très-rare que, comme dans Londres et quelques villes d'Allemagne, on y supplée par le secours des ventilateurs.

Elle doit, au lieu de ces petits cabinets, de ces alcoves étroites où la mollesse se renferme, choisir pour passer la nuit une grande pièce bien aérée, qu'un air souvent renouvelé traverse en tous sens ; et, lorsqu'elle se lève, au lieu de refaire son lit, en découvrir les draps et les tenir ainsi exposés pendant plusieurs heures, jusqu'à ce que l'air, circulant librement d'une fenêtre à une porte, ou raréfié par le feu, les ait purifiés.

L'hiver est la saison où les femmes sédentaires sont le plus exposées aux incommodités qui naissent du défaut du ressort. Le feu des cheminées ne se répandant pas d'une manière uniforme dans les appartemens, n'exerçant son action immédiate que sur les parties antérieures du corps qui y sont exposées, produit, par le passage subit d'un air échauffé à un air glacial, des fluxions, des affections catarrhales et des douleurs inflammatoires.

On a cru remédier à cet inconvénient par l'usage des poëles, dont la chaleur douce se dissémine également dans toutes les parties d'une chambre, effet bien plus sûr dans les poëles perfectionnés, tels que ceux de Franklin et de Desarnod. Mais il naît de cette uniformité même de chaleur, un autre danger : c'est qu'alors l'air reste dans une certaine stagnation, et qu'il se surcharge de plus en plus d'émanations mal-saines qui le rendent peu favorable à la respiration. On remarque en Russie que dans les chambres à poëles qu'habite une famille nombreuse, la surface des corps exposés sans cesse à une chaleur humide et à une espèce de transpiration forcée, se couvre de particules fétides qui rendent nécessaire l'usage de se masser et des bains de vapeurs (1).

Le meilleur moyen de se dérober aux impressions d'un air froid, est de les affronter : c'est par un exercice soutenu, et souvent répété, que les femmes entretiennent cette chaleur douce, principe de la vigueur, que les frimas tendent à leur faire perdre. On a observé que pendant l'hiver célèbre que des Hollandais, dans un voyage désastreux, furent contraints de passer au Spitzberg, tous ceux qui se tinrent renfermés dans des espèces d'yourtes, périrent de froid, tandis que les matelots courageux qui allèrent constamment à la chasse des ours blancs, résistèrent à un froid qui congeloit l'haleine sur les lèvres et l'esprit-de-vin dans les thermomètres.

---

(1) Le docteur Sanchez semble avoir approprié à la cure de plusieurs de nos maladies, un bain russe modifié : c'est un bain de vapeurs très-modéré qu'on prend pendant cinq ou six jours, en faisant usage, dans les intervalles, des boissons de salsepareille. Voyez *les Observations sur les Maladies vénériennes*, page 192.

Les femmes à qui leur santé est chère doivent aussi se faire une sorte de théorie médicinale des vents ; celui d'est, dans nos climats, étant par sa nature trop dessicatif, blesse les mélancoliques et les atrabilaires ; celui d'ouest, bien plus contraire encore à un sexe valétudinaire, par ses émanations humides, produit les fièvres ; le vent du nord, par ses pointes aiguës, affecte douloureusement les poitrinaires ; et celui du sud gêne la respiration, rend la tête pesante et redouble les affections nerveuses.

Nous ne terminerons pas ce travail sur l'air, sans détruire un préjugé qui s'accrédite sans cesse sur ce qu'on appelle l'atmosphère de la contagion. On croit, qu'en tems de peste, l'air lui-même est infecté ; c'est une erreur reconnue aujourd'hui par les docteurs Mead, Mackensie et d'autres oracles de la médecine. Il est vraisemblable que l'air environnant contribue d'une manière indirecte à la contagion, parce que c'est un véhicule qui transmet, d'un corps à un autre, les miasmes vénéneux (1) ; mais il est faux que, hors de cet air qui environne le

---

(1) Les résultats publiés sur la petite vérole, par le

lit d'un pestiféré, l'atmosphère soit un foyer de contagion ; car, si cela étoit, si l'on recevoit la peste avec l'air qu'on respire, il suffiroit qu'elle se déclarât à Constantinople, pour qu'elle se propageât, en quelques jours, sur toute la surface de l'Europe.

La peste de Marseille fit, dans le siècle dernier, de grands ravages, parce que le moyen des cordons, établis pour empêcher les communications, en resserra trop le foyer; mais l'expérience a appris, lors de la peste de Londres, qu'en établissant un plus grand théâtre, en agrandissant la circonférence des émanations, en autorisant les malades de la ville à respirer l'air pur des campagnes, on ôtoit aux miasmes contagieux la plus grande partie de leur activité. Cette méthode inconnue, lors de la peste de Marseille, a, dans celle de Londres, sauvé la vie à quarante mille individus.

De toutes ces observations, que j'ai rassem-

---

docteur Paulet, nous indiquent à cet égard un vrai préservatif : c'est l'usage des vêtemens de soie ou de toile gommée ; car il est prouvé que les miasmes pestilentiels s'attachent à la laine et au coton.

blées sur l'espèce d'atmosphère qui convient le plus à l'espèce animale, et sur-tout aux femmes, résultent les idées que celles-ci doivent se former du climat qui convient le plus à leur santé, au développement de leurs grâces et à leur fécondité.

L'opinion presque générale est que les climats chauds sont ceux où le sexe semble le plus favorisé de la nature. On ne manque pas, à cet égard, de citer les formes heureuses des beautés de la Géorgie, de la Perse et de l'Orient; mais il ne s'agit pas ici de beauté, je n'envisage que cette vigueur, sans laquelle la santé est aussi éphémère que les grâces. Or, il est bien avéré qu'à cet égard les femmes du Nord ont de grands avantages sur celles de l'Asie : les premières se conservent par le mouvement même qui énerve leurs rivales. Ces dernières, quoiqu'elles dissipent davantage d'esprits animaux, éprouvant, par l'affaissement que donne la chaleur beaucoup moins de besoin de les réparer, perdraient peu-à-peu jusqu'à cet appétit, principe de la vie dans tout le règne animal, si elles ne l'irritoient sans cesse par l'usage d'un chocolat aromatique comme en Espagne, ou des épices comme en Orient, dans l'Archipel et aux Antilles.

Il faut observer aussi que dans les climats chauds, les femmes, pour réparer leurs forces affaissées, ont plus besoin de sommeil ; ce qui rend plus courte la partie active de leur vie, et par conséquent abrège leur carrière morale.

On remarque aussi que, dans les contrées brûlées par le soleil, la beauté se flétrit et passe aussi vîte que la fleur sa brillante image ; que les sens portent trop impétueusement vers l'amour, et que cependant c'est là que les excès, dans ce genre, sont les plus dangereux.

Ce qui démontreroit, en dernière analyse, que le chef-d'œuvre de la nature n'a pas été placé par elles vers les tropiques, c'est que les femmes y sont infiniment moins fécondes.

Il n'en est pas de même du nord de l'Europe, d'où sont sortis les Cimbres, les Teutons, les Goths et tous ces essaims de conquérans qui sont venus abattre l'Empire romain. C'est là vraiment que la nature semble avoir, par rapport à la génération, déployé toute son énergie ; c'est là que Jornandès eut raison d'appeler la contrée où il y avoit tant de femmes fécondes, l'atelier où se fabriquoit le genre humain (1).

---

(1) *Officina generis humani.*

Cependant, tout me porte à croire que la beauté, réunie à la santé, ne doit se trouver ni tout-à-fait au nord, ni tout-à-fait au midi; les extrêmes leur sont contraires. Je crois donc que le climat le plus convenable à la femme est la zône tempérée septentrionale de notre hémisphère, parce que là on jouit de la belle nature pendant trois saisons, et que l'hiver même on n'éprouve d'ordinaire que ce froid sec et léger qui donne du ton, soutient la foiblesse et préserve de toute contagion.

D'ailleurs, une exposition heureuse, une habitation adossée à des montagnes qui brisent des vents trop actifs, et garantissent des émanations pestilentielles, suffit, dans la partie de l'Europe que nous habitons ou qui nous avoisine, pour nous faire éprouver les bienfaits les plus précieux de la nature. On cite, à cet égard, les Shrespshires, le canton de la Grande-Bretagne le plus salubre des trois royaumes, où tous les hommes sont de haute taille, et toutes les femmes vigoureuses. C'est là que vécut le célèbre Thomas Parr, qui mourut à cent cinquante-deux ans; le grand médecin Harvey, qui disséqua son cadavre, en trouva toutes les parties saines, mais le cerveau presque ossifié.

On peut mettre dans le même rang nos îles d'Hyères, la partie du canton de Berne qui, adossée au Jura, domine le lac de Genève, et sur-tout ce bannat de Temeswar, où l'on comptoit, au milieu du siècle dernier, trente vieillards, dont quinze étaient presque centenaires et dont les autres avoient plus de cent ans.

Du vêtement des Femmes.

Les femmes, à l'équateur et sous les tropiques, ont un besoin de moins que celles qui habitent les autres climats; la nature ne leur prescrit pas impérieusement de se vêtir; mais la pudeur, la coquetterie leur indiquent ce qu'elles doivent couvrir, afin d'irriter les désirs, sans lesquels il n'y a point d'amour, et peu de bons mariages.

A mesure qu'on s'éloigne de ces climats embrasés par les feux générateurs du soleil, la nécessité de se couvrir se fait sentir davantage.

Les Grecques adoptent des robes de soie et des voiles de gaze; nos Européennes, du centre du continent, des vêtemens de diverses saisons; les femmes Russes, des fourrures, et les Groënlandaises, des dépouilles d'animaux sauvages, aussitôt que ceux-ci sont tués.

Le premier principe des femmes de nos climats pour se vêtir d'une manière qui dérobe leurs corps délicats à l'intempérie des saisons, est de considérer l'âge plutôt que la tyrannie de la mode.

Dans l'enfance et dans l'adolescence, le sang étant plus chaud, la transpiration plus aisée, il est évident qu'il y a moins de danger à ne porter que des vêtemens légers. Dans la maturité de l'âge, et, encore plus dans sa décadence, le tissu de la peau devenant plus compact, le feu vital s'affoiblissant par degrés, il est bien nécessaire de suppléer à l'absence de la chaleur naturelle, par la chaleur factice des vêtemens.

Après les considérations de l'âge et du climat, viennent celles des saisons.

Il s'est trouvé en Angleterre et dans une partie de la Suisse, des femmes courageuses qui, ayant élevé leurs enfans comme l'Emile de Rousseau, sont parvenues à les habituer à n'avoir qu'un seul vêtement pour l'année entière; les filles, à une robe de la même toile; les garçons à un habit de drap en été comme en hiver : les individus qui ont été soumis à cette expérience, toujours vigoureux, toujours bien portans, présentent les formes heureuses des modèles de l'antiquité, de la Vénus de Médicis et de l'Antinoüs.

Les femmes de nos villes de luxe avoient adopté, sous les deux derniers règnes, un usage bien étrange au sujet des vêtemens de saison : elles avoient divisé symétriquement l'année en quatre parties, et assigné à chacune l'espèce de robe qui désignoit sa température. Le ciel ne respectoit presque jamais leur calendrier, mais la mode n'en exerçoit pas moins sa tyrannie. Une femme qui, dans un jour froid du printems, auroit osé mettre une fourrure, ou qui, dans une belle soirée d'automne, se seroit vêtue d'une simple mousseline, auroit été traitée de provinciale; et l'on sait que, dans ce qu'on appeloit la bonne compagnie, la douleur, le vice même n'étoient comptés pour rien, pourvu qu'on échappât au ridicule.

A cette manie a succédé, de nos jours, une espèce de parure grecque qui réunit l'indécence à la folie; on voit, dans les promenades, et sur-tout dans les salles de bal, des femmes qui, pour faire soupçonner de belles formes, exposent leur corps presqu'en entier aux dangers de la nudité ; car ses tissus légers ne sont rien moins qu'inaccessibles au contact de l'air : aussi la plupart deviennent-elles malades par l'interception de la sueur, dans les intervalles de repos; elles semblent appeler les rhumatismes, les dartres et les érysipèles, et c'est ainsi qu'elles sont punies, par la douleur, de leurs infractions à la morale.

Les femmes imprudentes, averties du danger auquel leur santé est exposée, par le passage subit de la chaleur au froid, lorsqu'avec un vêtement léger elles se livrent à un exercice violent, répondent qu'elles en seront quittes pour un rhume: elles ne savent pas qu'un rhume guéri, laisse dans leur poitrine délicate des germes toujours renaissans de nouvelles attaques, et s'il en faut croire tous les oracles de la médecine, un rhume négligé tue plus de monde que la peste.

Il n'est point indifférent de mettre sous les yeux du sexe quelques calculs de saine physique qui le mettent à portée de juger jusqu'à quel point il peut tenter des expériences de ce genre; et, ces calculs, je les prendrai, comme je l'ai fait au commencement de ce chapitre, dans l'échelle graduée du thermomètre.

L'intervalle le plus ordinaire de la grande chaleur au grand froid étant fixé à trente degrés, on sent qu'il arrive très-souvent qu'une femme, dans le fort de l'hiver, passe sans milieu d'une chaleur de dix-huit degrés, qui forme la température de son appartement, à un froid de douze, qui se trouve celui de l'air extérieur ; mais cette transition si brusque, qui lui fait franchir en un instant une échelle de trente degrés, ne se fait pas sans intercepter sa transpiration, sans ébranler son tissu fibrillaire, à moins qu'elle ne prenne des mesures de prudence, soit dans la nature de ses vêtemens, soit dans le soin qu'elle a de précipiter sa course à mesure qu'elle s'approche des frimas. Ne seroit-il pas plus simple de partir d'un autre point pour résoudre ce problême ?

Des expériences exactes, faites en Angleterre par la Société royale, démontrent qu'avec une constitution ordinaire, on peut franchir dix degrés sans déranger l'organisation animale, c'est-à-dire que si le thermomètre est dans une chambre à cinq degrés au-dessus de zéro, on peut sans précaution s'exposer à l'air extérieur, lorsque cet instrument, transporté hors de l'appartement, marque cinq degrés de froid au-dessous : cette règle, appliquée à la médecine des femmes, leur indique tout ce qu'elles peuvent tenter pour que leur délicatesse ne souffre pas des modifications de l'atmosphère.

Puisqu'il n'y a aucun danger pour elles à franchir dix degrés, il leur suffit de placer deux thermomètres correspondant, l'un au-dehors, et l'autre au-dedans d'une fenêtre : si l'extérieur marque sept degrés, elles maintiendront quelque tems l'intérieur à trois; si le premier descend à dix, elles affoibliront la chaleur interne jusqu'à ce que le second soit à la température de zéro ; par un moyen si simple, jamais elles ne franchiront de trop grands intervalles dans le passage du chaud au froid, et elles n'éprouveront aucune secousse violente des changemens de température.

Au reste, toutes les précautions de ce genre, comme je l'ai déjà indiqué, ne deviennent indispensables que pour les femmes dont l'éducation physique a été contre nature ; car, si un enfant a été élevé loin des villes, dans toute la simplicité de la vie agreste, avec une seule robe, et toute la liberté que lui permet le développement de ses organes, le danger des passages d'une température à une autre n'est presque rien pour lui dans un âge mûr ; il peut braver les intempéries des élémens, et ne faire aucun usage des thermomètres.

C'est sur-tout de l'enfance à la puberté qu'on

doit faire à une fille une espèce de vêtemens qui la préserve dans la suite de l'esclavage et de la douleur ; point de chaînes au col et encore moins de cravates ; point de jarretières qui la compriment ni au-dessus ni au-dessous des genoux ; point de chapeaux, de toques, d'épingles qui retiennent les ondulations naturelles de sa chevelure. Il faut adopter, à cet égard, la méthode anglaise et la théorie de l'auteur immortel d'Emile.

C'est sur-tout dans la chaussure que l'éducation européenne se montroit dans toute son absurdité. Les femmes de petite taille (et dans nos grandes villes elles le sont presque toutes) avoient imaginé des talons hauts pour paroître plus grandes : cette mode ridicule les obligeoit à marcher sur la pointe du pied, retenoit leurs membres dans une position forcée, et les exposoit à des entorses dès qu'elles vouloient accélérer leur marche.

La mule à talon peu élevé n'étoit guère plus favorable à la marche des femmes, parce que le pied n'y étant retenu que par son extrémité, le poids du corps portoit tout entier sur un plan incliné, qui ne touchoit la terre que dans une petite superficie.

La plus grande folie des femmes dans leur

chaussure est le choix de souliers très-étroits, dans lesquels le pied, comprimé en tout sens, se déforme; les doigts, quand ils ne s'écrasent pas, se couvrent de cors, de durillons, et la marche ne peut être libre sans exposer à chaque pas à la perte de l'équilibre.

Les Européennes ont voulu copier, par-là, le pied des chinoises, qui, dans les vrais principes de la construction du corps humain, est un pied contre nature.

Si le goût présidoit jamais aux modes, je conseillerois aux femmes d'adopter la chaussure grecque, et non celle des chinoises: c'est une espèce de brodequin, à talons plats, retenu autour du bas de la jambe par des rubans; le pied n'y est comprimé en aucun sens : on marche, on danse, on court sans perdre l'équilibre et sans craindre les entorses; c'est la vraie chaussure d'un être libre.

Voyez, par un passage de Catulle sur Ariane abandonnée dans l'île de Naxos, combien le reste de l'habillement grec étoit favorable au développement des formes qui constituent la beauté. « L'infortunée, dit le poète, n'avoit » plus ni la robe légère qui flottoit autour » d'elle, ni l'écharpe qui retenoit son sein, ni » le tissu transparent qui entouroit sa tête. »

On voit que de la tête aux pieds Ariane n'avoit rien qui gênât ses mouvemens, qui circonscrivît l'essor de ses grâces, qui l'empêchât d'être pour tout le monde, excepté pour Thésée, le chef-d'œuvre de la nature.

Ariane, ni aucune des Grecques anciennes ou modernes, n'a connu l'usage meurtrier de ces corps à baleine qui, sous prétexte de former la taille naissante, compriment la cavité de l'abdomen, et empêchent ainsi la matrice de se dilater pour laisser prendre au fœtus tout son développement : il a fallu un siècle de réclamations de la part de la médecine et de la philosophie, pour ramener, à cet égard, les femmes aux vrais principes; il a fallu que l'auteur d'Emile leur prouvât que ces absurdes cuirasses détruisoient, dans son germe, le charme le plus séduisant dont la beauté s'honore; il a fallu qu'Astruc leur dit sans ménagement que, sur vingt cancers qui conduisent à la mort la plus douloureuse, il y en a dix-neuf qui sont dus à l'usage des corps à baleine. Enfin, aujourd'hui, cette mode barbare est anéantie; ce qui prouve, quoi qu'on en dise, que la philosophie et la médecine éclairée sont toujours utiles.

Parmi les vêtemens de l'antiquité grecque

que le goût et la santé devroient faire prendre au sexe en Europe, il en est un dont j'ai toujours regretté qu'on ne soupçonnât pas le besoin : c'est le double caleçon, l'intérieur de toile et l'extérieur d'une soie légère, qui, en interceptant le passage de l'air, soit dans la marche ordinaire des femmes, soit dans leurs danses animées, préviendroient les rhumatismes et d'autres incommodités qui, quelquefois, les rendent stériles avant l'âge. Cette nouvelle parure, si elle était adoptée, aurait encore l'avantage de les délivrer des entraves de leurs triples jupons.

Le dernier larcin à faire aux héroïnes de la Grèce, seroit l'usage de leur voile : je ne parle pas ici de ces schalls ou de ces écharpes qu'on laisse flotter négligemment sur les épaules pour faire semblant de voiler le sein ; mais de ce macrâme du Péloponèse, dont l'ampleur étoit assez grande pour couvrir, au gré de la beauté qui le portoit, la tête tout entière et une grande partie du corps. Ce voile utile fut toujours regardé comme l'emblême de l'innocence et de la pudeur.

Il faut observer qu'à Lacédémone, les femmes portoient ce long voile, et que les jeunes vierges en étoient exemptes : on en demanda la raison à Charilaüs, un de ses rois, qui répondit : « Les vierges se montrent pour » chercher un mari : les mères de familles se » voilent pour conserver celui qu'elles ont » trouvé. » (1)

Cette méthode pourroit aussi être adoptée parmi nous. Il ne seroit point indifférent qu'on distinguât à un signe la fille de sa mère ; celle à qui son cœur et la loi permettent d'avoir des désirs, de celle à qui il est libre de les satisfaire ; et, à cet égard, du moins, nos femmes auroient quelque chose de commun avec celles de Lacédémone.

De la nourriture, sur-tout pour les personnes du sexe.

De cette multitude de maladies qui affligent l'espèce humaine, il y en a un très-grand nombre qui ont leur origine dans la nature ou l'excès des alimens.

Cependant, comme le dit l'auteur de la philosophie de la Nature, que j'analyserai quelquefois dans ce chapitre, l'homme n'a pas plus de besoins naturels que les animaux : le prin-

(1) *Voyages de Pausanias*, tome II, page 374.

cipe de sa dégradation vient moins de ses sens que de son imagination, qui en pervertit l'usage ; les siéges et les crises révolutionnaires exceptés, on ne meurt presque jamais de faim, tandis que les êtres blâsés, dont les tables mettent à contribution les deux mondes, ne peuvent faire de grands repas, sans s'exposer à mourir avant l'âge.

De la nécessité de prévenir les maux qui résultent de l'intempérance, est né le régime diététique ; il varie suivant les climats, la différence des sexes, l'état de maladie ou de santé, l'âge ou le tempérament, et les habitudes.

Il y a une diète conservatrice qui ne tend qu'à maintenir le corps humain dans ses fonctions naturelles, une diète préservatrice faite pour éloigner les maux qui l'assiégent, et une diète curative destinée à rendre moins sensibles les ravages de l'intempérance.

Avant d'entrer dans quelques détails sur l'influence des alimens par rapport à l'économie animale, il n'est point indifférent de prévenir les personnes du sexe, dont l'imagination s'exalte aisément, contre les systèmes exclusifs qu'a produits la théorie de la diète, systèmes qui tendent à égarer à-la-fois le malade et le médecin.

On a dit qu'il étoit donné à l'homme de s'astreindre sans danger au régime le plus rigoureux. On a cité, pour exemple, les cénobites de la Thébaïde, le fameux jeûne du Ramadan, chez les Orientaux, qui semble un défi fait à la nature humaine, et l'anecdote du Hollandais qui, par fanatisme, passa quarante jours et quarante nuits sans manger; prodige auquel il faut bien croire, puisque Bayle, qui a tant douté, l'a cru et annoncé à toute l'Europe (1).

Mais le jeûne, quand il n'est pas commandé par la nécessité de remédier aux ravages de l'intempérance, est une infraction des lois de la nature, dont l'être le plus vigoureux est le plus tôt puni, parce que, dissipant davantage, il a plus à réparer. La sagesse consiste à user sobrement, et à garder le juste milieu entre l'abstinence et l'abus.

Les prodiges n'ont point d'application immédiate dans la médecine; cependant il en est qu'on expliqueroit peut-être sans trop s'écarter du système moyen que nous adoptons : les Transactions philosophiques font mention d'un homme qui vécut dix-huit ans uniquement

---

(1) *Nouvelles de la république des lettres.* Ann. 1685.

avec de l'eau (1) : il est probable que son sang étoit extrêmement froid, et que cet état de torpeur rendoit plus lente en lui la circulation des fluides, diminuoit ses sécrétions, et l'empêchoit de s'affoiblir en transpirant ; mais, alors, un tel être appartient plus, par son organisation physique, à la classe des loirs qu'à celle des hommes.

Il est un autre système exclusif, moins dangereux, sans doute, que celui de l'abstinence presque totale, mais qui a aussi de grands inconvéniens, parce qu'il s'annonce d'une manière séduisante, et qu'il parle à la sensibilité des femmes : c'est le régime de Pythagore.

De ce qu'on a observé que l'usage constant des nourritures tirées du règne animal altéroit lentement les vaisseaux, en y laissant un résidu d'acrimonie ; de ce que la philosophie a affirmé qu'on ne pouvoit être carnivore sans tendre insensiblement à la férocité, on en a conclu que les alimens extraits du règne végétal étoient les seuls qui convinssent à l'homme dans toute l'étendue du globe, et l'on a dit qu'il étoit hors de la nature, du moment qu'il cessoit d'être frugivore.

---

(1) *Trans. Philos.* de la société royale de Londres. Année 1742. Traduct. française, page 251.

Cette assertion, quoique très-ingénieuse au premier coup-d'œil, ne soutient pas le sang-froid de l'examen. D'abord, nous avons les dents de l'animal carnivore et de l'animal frugivore ; ainsi la nature semble nous inviter au mélange des deux régimes; d'ailleurs, il est des climats, comme ceux du Nord, des habitudes de vivre comme celles du manœuvre et du laboureur, des tempéramens, comme celui où l'estomac est sujet à des aigreurs, où il faut des nourritures substantielles : on tueroit alors l'homme par le régime de Pythagore, destiné à le conserver.

Le régime du poisson ou des icthyophages entraîne avec lui des inconvéniens bien plus graves encore quand il est exclusif. Il a été observé qu'un pareil aliment, sur-tout lorsqu'il n'est point mélangé, épaississoit le sang, diminuoit la transpiration et engendroit les maladies de la peau. En vain nous citeroit-on la longue carrière de quelques ordres de moines et de religieuses qui ne vivent que de poissons : il ne faut point attribuer cette prolongation d'existence au genre d'alimens auquel ils se sont consacrés, mais à la vie simple et uniforme qu'ils mènent. Si, avec leur frugalité et leur apathie ils étoient à-la-fois frugivores et carnivores, on s'étonneroit moins du nombre de leurs centenaires.

En général, je vois que les hommes qui ont raisonné leur régime diététique se sont plus attachés à la modération dans leurs repas, qu'au choix exclusif de leurs alimens. Auguste, qui, pour régner long-tems, s'étoit prescrit de ne faire aucun excès de table, mangeoit peu, dit Suétone (1), mais n'avoit point appris, de Musa, son médecin, à n'avoir qu'un plat à sa table. Newton, qui n'étoit pythagoricien qu'à moitié, mêloit quelquefois à ses végétaux du poulet ou du poisson : l'eau, sa boisson ordinaire, faisoit place de tems en tems au vin d'Espagne.

L'exemple le plus étonnant, en ce genre, de nos âges modernes, est celui de Cornaro, qui, né valétudinaire, resté cacochyme jusqu'à quarante ans, se fit, à cette époque, un système diététique destiné à éloigner pour toujours la maladie et le médecin, et réussit ; mais c'est en réduisant sa nourriture plutôt qu'en en faisant un choix arbitraire, qu'il se fit un nom parmi les philosophes : on ne voit pas

---

(1) *Minimi erat cibi.* Voy. César, *in vita August.*

qu'il adopta exclusivement le régime de l'Asie ou celui du nord de l'Europe, mais seulement qu'il borna sa nourriture de chaque jour à douze onces d'alimens solides, et à quatorze de boissón : c'est le quart de ce qu'il faut à un homme pour vivre dans nos climats. C'est par cette modération constante que, toujours sain, toujours libre d'entendement, il écrivit, à quatre-vingt-quinze ans, un livre sur la vie et la mort, et mourut centenaire.

De ces vues générales, descendons à des considérations particulières qui constituent vraiment le régime diététique des femmes.

Des alimens légers tirés ordinairement du règne végétal et presque sans assaisonnement, du lait et des fruits, de l'eau avec un foible mélange de vin, doivent être la nourriture habituelle du sexe, depuis l'enfance jusqu'à l'âge de la puberté.

Ajoutez à ce régime de l'enfance et de l'adolescence quelques alimens d'une nature plus substantielle, tels que de la viande bouillie ou rôtie, du gibier sans goût de venaison, du poisson frais; au lieu de rougir seulement l'eau de la boisson, détrempez-la avec un quart de vin généreux, vous aurez le régime de la femme, depuis la puberté jusqu'à la fin de son tems critique.

J'observerai, à l'égard de la viande qui doit entrer dans son régime, 1° qu'elle doit mettre la plus grande attention à ne point manger celle des animaux malades, ou qui meurent d'eux-mêmes, à cause des germes de putridité qu'elle recèle; 2° qu'elle doit éviter, autant qu'il lui est possible, de faire fermenter à-la-fois dans son estomac un mélange de végétaux, de viandes de diverses espèces et de gibier; 3°. que, pour peu qu'elle soit valétudinaire, il lui est essentiel de ne se nourrir de substances animales qu'une fois en vingt-quatre heures.

A mesure que la femme s'éloigne de l'âge critique pour arriver à la vieillesse, elle doit mettre un peu moins de rigueur dans le régime diététique que la raison lui a fait adopter.

Si le régime, pour l'époque des heures du repas, devoit être réglé dans l'âge mûr, on peut s'en écarter à un âge plus avancé, où il est plus difficile de maîtriser l'estomac, où le soin qui s'annonce veut être satisfait sur-le-champ.

La nécessité d'irriter un peu les fibres de l'estomac pour leur donner de l'énergie, permet alors les assaisonnemens, pourvu qu'on n'y admette pas des substances trop âcres, des épices trop abondantes, des coulis dangereux; car alors l'estomac ne digéreroit plus que des poisons.

Je regarde, avec les oracles de la médecine, *le vin* comme *le lait des vieillards*, et le *sucre* comme leur *panacée;* ainsi cette dernière substance peut entrer sans danger dans tous ses alimens qui en supportent le mélange; pour les femmes, celles qui ont passé l'âge critique, peuvent en admettre le tiers dans l'eau de leur boisson habituelle, et en boire de tems en tems quelques verres de pur, pourvu qu'il soit généreux comme celui de Bourgogne, ou légèrement acide comme ceux d'Espagne. Je ne sais à quel âge on pourroit permettre au sexe les vins froids du Rhin, ou les vins à sève pétillante, comme ceux de Champagne et d'Arbois.

On ne sauroit être trop attentif à surveiller les vaisseaux où l'on apprête ses alimens : il est d'un usage universellement adopté en Europe, de ne faire cuire la viande ou le poisson que dans des vaisseaux de cuivre, d'argent ou d'étain; c'est, sur-tout pour la vieillesse, affronter la mort à chaque repas; car, pour peu que des liqueurs acides et corrosives y séjournent, l'étamage se dissout, et le poison se transmet dans l'estomac avec les mets qui le renferment. Le platine obvieroit sans doute à l'inconvénient de l'usage des métaux étamés, parce que les agens chimiques simples ne sauroient l'altérer; mais on ne peut en proposer l'emploi à cause de sa rareté et par conséquent de sa cherté. Je conseille donc à tout le monde, et sur-tout à la vieillesse, de n'admettre pour batterie de cuisine que de la faïence vernie, ou du fer doux et poli, dont la rouille ne sauroit nuire en rien à l'économie animale.

L'eau est la boisson naturelle des femmes; c'est le fluide qui s'accommode le mieux avec leur constitution; c'est aussi celui qui est le plus en usage sur les deux tiers du globe, et particulièrement dans les contrées de l'Orient, où les formes heureuses et les grâces semblent indigènes. Dans nos climats, que le ciel a moins favorisés, on ne sauroit encore trop recommander aux mères qui veulent avoir une postérité saine et vigoureuse, de ne permettre à leurs enfans ni vin ni liqueurs spiritueuses, jusqu'à ce qu'ils aient atteint l'âge de puberté. L'eau doit être légère, limpide et inodore : il seroit à souhaiter qu'elle eût coulé long-tems sur le sable, pour être sûr qu'elle a déposé tout ce qui en altéroit la pureté. On reconnoît qu'elle a la plupart de ces qualités, quand elle mousse facilement avec le savon et qu'elle se prête sans peine à la coction des légumes.

De toutes les eaux, la meilleure est celle des rivières, et sur-tout celle de la Seine, dont l'excellence est démontrée depuis long-tems par l'analyse.

L'eau, la boisson habituelle pour les femmes, est encore un remède utile hors des repas : prise avec modération, elle devient un dissolvant efficace quand on a des aigreurs, une surabondance de bile, et de l'acrimonie dans les humeurs. C'est d'après ce principe que j'ai vu des personnes du sexe prendre tous les matins, en se levant, un verre d'eau froide, et attribuer à une précaution aussi simple la souplesse de leurs organes, leur gaîté et la vigueur de leur tempérament.

La médecine appelle abstême celui qui, par principe ou par habitude, ne boit ni vin ni liqueur fermentée. Tout ce qui existe dans le règne animal naît abstême; en effet, il est démontré, par une foule d'expériences, que toute boisson spiritueuse, donnée pendant la période de la croissance, racornit les viscères et ossifie avant le tems. Abreuvez de bonne heure d'eau-de-vie un cheval ou un chien, employez le même fluide spiritueux en friction, et vous êtes sûr, en affoiblissant leurs principes générateurs, d'empêcher leurs corps de prendre tout leur développement.

Cependant, comme tout régime exclusif est le fléau de la médecine, j'ai indiqué, par rapport au vin, des exceptions suivant le climat qu'on habite, l'âge et le tempérament. Ces exceptions vont encore en diminuant quand il s'agit des fluides spiritueux; car si l'on peut, avec un vin généreux, raviver la machine animale et ajouter aux forces naturelles, je ne vois pas pourquoi on aurait recours à ces liqueurs dangereuses que les distillateurs, d'ordinaire, ne rendent fortes que par des épices, du poivre ou du piment, et qui, par ce mélange seul, deviennent à la longue de vrais poisons.

Cependant si la contagion de l'exemple, le peu d'habitude qu'on a de se vaincre, conduisent à vivre, comme Mithridate, de poisons, j'engage fortement les femmes à ne faire usage de liqueurs que dans les pays humides ; là, elles sont moins mal-saines, parce qu'il semble qu'on ait besoin de quelque breuvage actif pour pousser les fluides du centre à la circonférence, et fermer ainsi l'entrée du corps à des exhalaisons malignes, que les pores, toujours ouverts, ne sont que trop disposés à absorber; mais, dans les contrées à-la-fois sèches et chaudes, les corps qui transpirent sans cesse se dessécheroient par les boissons spiritueuses, et l'incendie qui en résulteroit, après avoir flétri la beauté avant le tems, amèneroit la vieillesse avant d'avoir atteint l'âge de la maturité.

Qu'on ne cite point la soif ardente pour autoriser les breuvages spiritueux ; elle ne s'étanche pas plus par ce moyen dangereux que par les fluides glacés que l'imprudente jeunesse y substitue quelquefois ; ou, si elle disparoît pour le moment, c'est pour occasionner, par la répercussion subite de la sueur, des ravages terribles dans l'économie animale.

Le meilleur spécifique contre l'ardeur de la soif, est un peu de vinaigre dans de l'eau tempérée. Le chevalier Bruce, dans son voyage aux Sources du Nil, atteste qu'une gorgée d'eau-de-vie, tenue quelque tems dans la bouche et ensuite rejetée, l'avoit empêché de périr de cette soif ardente au milieu des sables embrasés du grand désert.

Il y a encore quelques observations à ajouter au régime diététique des femmes par rapport aux boissons. Boire trop froid, expose un estomac délicat à des secousses convulsives : boire trop chaud, attaque l'émail des dents, affoiblit la sensibilité des houppes nerveuses qui constituent l'organe du goût, et excorie à-la-fois l'œsophage et l'estomac.

Si l'on boit trop, les organes digestifs perdent leur force, le chyle se délaie, les humeurs deviennent trop fluides ; de-là l'amaigrissement, qui conduit au marasme et à la paralysie.

Si l'on boit trop peu, les alimens n'étant pas assez divisés, la digestion devient pénible, le chyle circule difficilement ; de-là, la constipation, l'acrimonie des humeurs et les obstructions.

La vraie philosophie, en ce genre, consiste à suivre l'instinct du besoin, à ne boire ni trop ni trop peu, et sur-tout à ne prendre aucun breuvage dans les intervalles des repas.

Je terminerai mes recherches et mes conseils sur la nourriture des femmes, par l'examen de leurs repas.

Les anciens n'en connoissoient guère que deux. Les Anglais des premières classes de la société semblent avoir adopté le même usage. Pour nos femmes, elles en admettent trois et quelquefois quatre, quand elles se rapprochent des tems heureux de l'enfance. Il me semble qu'Athènes, Rome et Londres ont ici raison; car dix-sept heures ne suffisent pas à la nature, sur-tout quand l'âge de l'adolescence est passé, pour consommer quatre digestions.

Les heures du repas n'influent pas moins que leur nombre sur la santé des femmes. Nos Françaises, dans les grandes villes, déjeûnent à onze heures, dînent à quatre et soupent à dix: ces intervalles ne sont point dans la nature. Il y a une trop grande distance entre le souper de la veille et le déjeûner du lendemain; il n'y en a pas assez entre les autres repas. La méthode anglaise, de ne faire qu'un fort déjeûner à neuf heures du matin et un dîner à cinq heures du soir, me semble beaucoup plus dans les princip es diététiques; d'ailleurs, comme les Anglais ne se mettent point à table pour le déjeûner, qu'ils ne regardent que comme un simple rafraîchissement, il en résulte que leur journée est distribuée d'une manière très-bonne : ils emploient douze heures à leurs travaux et cinq à leurs plaisirs. Cet usage est presque universellement adopté.

Le déjeûner, chez les Grecs, consistoit d'ordinaire dans un morceau de pain trempé dans du vin pur : ce régime, adopté par l'ancienne gymnastique, suffisoit aux héros et aux athlètes.

Nos mœurs ont introduit, sur-tout chez les femmes, des breuvages d'infusion tirés de la Chine et de l'Amérique. En Hollande et en Angleterre on ne déjeûne qu'avec du thé et du beurre; en France, dans tous les ports de mer, la capitale et les autres grandes villes, presque toutes les classes admettent le café au lait exclusivement pour le premier de leurs repas. Cette double mode est également contraire à la frêle constitution du sexe; et, une fois dégénérée en habitude, il y a presque autant de danger à la combattre qu'à la continuer.

Le thé, pris à grande dose, détruit le velouté de l'estomac, affoiblit le système nerveux en l'excitant, et produit la maigreur ou un embonpoint factice encore plus dangereux. Quant à

BIBLIOTHÈQUE ROY

l'exemption de la sciatique, de la goutte et de la pierre qu'il procure, au dire des médecins chinois, si c'est un spécifique dans le climat où il est indigène, il est démontré que sa vertu se perd totalement dans le transport des Indes en Europe.

Le café a des propriétés plus avérées ; telles que celles de favoriser la circulation des fluides, de diminuer les symptômes de l'ivresse, d'exciter les évacuations périodiques des femmes, et, en général, il peut être utile dans les circonstances indiquées par la médecine, aux tempéramens phlegmatiques et pituiteux, qui ont besoin de la vertu tonique de cette graine pour remonter leur ressort ; mais c'est précisément parce que le café offre des avantages comme remède, qu'il n'en faut pas faire un usage journalier. Si les femmes en usent constamment, il est démontré qu'elles n'en retireront jamais aucun avantage.

Observons que les tempéramens les plus communs parmi le sexe sont les constitutions ardentes, les bilieuses, les mélancoliques et les hypocondriaques ; dans toutes ces circonstances, le café semble tenir à la nature du poison. Si les femmes n'ont pas le courage de lutter contre une habitude perverse, je les engage fortement à ne pas la laisser contracter à leurs filles, à s'en priver elles-mêmes tout le tems que leurs fibres irritables cèdent aux impressions variées de l'atmosphère, et sur-tout à ne jamais le prendre qu'en infusion.

Le régime du dîner résulte des principes posés dans tout le cours de cet ouvrage. Le lait, les fruits et les végétaux, semblent la base naturelle du dîner des femmes : ces alimens sont d'autant plus essentiels pour leur constitution, que, par leur usage assidu, on prévient le scorbut, les fièvres putrides et les maladies inflammatoires.

Quant à la viande, elle doit, comme je l'ai dit, ne paroître sur la table que bouillie ou rôtie, et une fois en vingt-quatre heures. L'assaisonnement n'est bon que pour servir de stimulant, quand on a la fibre lâche et quand il s'agit de suppléer à la foiblesse de la nature.

Un reproche bien mérité que la medecine fait aux Anglais, c'est de tirer presque tous leurs alimens des substances animales. Il est bien prouvé que la viande en général est une nourriture trop forte pour l'estomac des femmes ; que les sucs dont elle abonde par leur acrimonie altèrent peu-à-peu le tissu de ce viscère, de tous les réservoirs où ils séjournent, et préparent l'épaississement des fluides, l'inertie des organes ou l'apoplexie.

Le danger est bien plus grand encore quand une femme s'habitue au mélange des viandes et à toutes les recherches de leur assaisonnement : l'estomac alors devient un volcan où les alimens fermentent, et tôt ou tard l'explosion se fait en donnant la mort.

Ce qui confirme notre théorie, c'est la remarque faite depuis long-tems, que les Anglaises, qui ne consomment guère que de la viande à leurs repas, sont aussi les femmes de l'Europe les plus sujettes au scorbut et aux affections hypocondriaques.

Les femmes, en général, doivent consulter leur tempérament pour le choix des alimens de leur dîner ; celles qui ont la fibre lâche font très-bien de fuir les alimens visqueux ; la nourriture succulente ne convient point aux constitutions sanguines déjà à demi-incendiées. Quand les mets donnent des rapports qui tendent à l'alcalescence, il est utile de se borner aux acides et aux végétaux : toute substance venteuse doit être interdite aux femmes hystériques ; on ne se trompe jamais, à cet égard, quand on fait des expériences sur soi-même.

Il est vrai qu'il faut un peu d'art pour faire sans danger de pareilles épreuves.

Outre le tempérament, la saison doit être consultée. Il est évident qu'en été la nourriture des femmes doit être plus légère, parce qu'alors elle pèse davantage sur l'estomac, et que la bile, par son séjour, contracte de l'acrimonie ; il n'est pas moins évident qu'en hiver on peut se permettre des alimens plus substantiels, parce que les organes de la digestion sont plus actifs, et que l'on goûte un sommeil plus long et plus réparateur.

Le souper des femmes, si elles se le permettent, doit être léger et sain comme le sommeil qui doit le suivre; point de substance animale : une salade, des légumes et des fruits, voilà ce qui doit le composer. « Il faut, disoit » Platon il y a plus de deux mille ans, qu'un » tel repas soit agréable pour le jour et pour » le lendemain. »

J'ai commencé cet article par l'abstinence et je finis par elle : quel que soit le repas des femmes, elles doivent éviter les excès. L'effet physique de l'abstinence est de rendre la tête libre, de diminuer la pesanteur de l'estomac, et par conséquent le travail de la digestion ; cependant il faut conserver en tout un juste équilibre : le corps s'affoiblit quand il dissipe plus qu'il ne répare ; on juge de ce terme moyen quand son effet est de faire naître, aux heures du repas, le sentiment du besoin, et l'on est toujours sûr de réussir, quand on s'habitue à quitter la table avec un reste d'appétit qui est le gage d'une nouvelle jouissance.

CHAPITRE IV.

De la femme sous le rapport des influences morales.

Il est impossible, quand on a étudié le mécanisme humain, qu'on ne soit pas convaincu d'une vérité fondamentale : c'est que si les organes agissent sur l'ame, l'ame réagit sur les organes.

L'influence de l'ame est telle sur la constitution animale, qu'il suffit d'une forte tension de l'entendement vers le même objet pour altérer les organes : on a vu l'action des nerfs rester suspendue dans des hommes de lettres arrêtés trop long-tems au même genre de travail ; des femmes, par l'effet d'une passion malheureuse, devenir hypocondriaques. L'antiquité nous a transmis l'anecdote du rhéteur Vibius-Gallus, qui, à force de tendre tous les ressorts de son entendement pour comprendre les causes de la folie, devint fou lui-même.

Les causes morales influent principalement sur l'existence heureuse ou malheureuse de la femme, et il faut l'attribuer à plusieurs causes qui tiennent médiatement ou immédiatement à son organisation primitive.

La femme est née foible, et, ce qui ajoute à sa dépendance de toute la nature, c'est le sentiment intime de sa foiblesse; elle doit donc, pour connoître le bonheur, aider cette foiblesse et suppléer, par une espèce de force morale, à ce que son sexe lui ôte de vigueur physique.

Elle acquiert cette force morale, soit par son imagination, soit par sa sensibilité. La sensibilité, ainsi que le démontre l'anatomie, est presque tout entière dans le tact : un nombre prodigieux de fibres qui se ramifient à l'infini composent cet organe; le siége de cette faculté est sur-tout dans les trois membranes qu'on nomme l'*épiderme*, le *reticule* et le *derme*, qui, réunis, forment la peau, et leur ébranlement transmis au sensorium détermine l'action de ces deux grands mobiles de la vie, qu'on nomme le *plaisir* et la *douleur*.

Or, la nature, l'éducation, la coquetterie, tout concourt à donner, chez la femme, la plus grande finesse à l'organe du toucher : ses fibres se contractent et se dilatent aux plus légères impressions des corps ; c'est le plus sensible des êtres, et, à ce titre, personne n'a une organisation plus marquée pour le bonheur ou pour l'infortune.

De cette finesee du tact, de cette exquise sensibilité, résulte une imagination vive dont s'honorent toutes les femmes qui ont du caractère : on observe que cette imagination n'est vraiment dans toute sa force que depuis l'âge de dix-huit jusqu'à quarante ans, c'est-à-dire depuis l'époque de la puberté jusqu'à celle où le sexe est sur le point de se perdre ; c'est alors que les fibres du cerveau ont acquis toute leur consistance ; c'est alors qu'une femme peut devenir maîtresse d'elle-même, ou elle ne le sera jamais.

Malheureusement tout ce que la nature a accordé au sexe pour contre-balancer sa foiblesse ne sert, d'ordinaire, qu'à augmenter sa dépendance des hommes et des choses, à lui rendre l'existence importune, et à ajouter aux entraves physiques des chaînes morales bien plus difficiles à briser.

Suivons la femme tour-à-tour dans les écarts de sa sensibilité et dans le désordre de son imagination, et que la nature du mal nous indique quelquefois celle du remède.

Celse a dit une grande vérité, quand il a écrit que les malades sont des espèces d'empyriques qui cherchent et qui aiment à se tromper eux-mêmes. Voilà le vrai portrait du sexe, quand il ajoute à la foiblesse de ses organes, par les folies de son organisation et de sa sensibilité.

Tout contribue à dégrader la sensibilité d'une femme qui n'a point appris de bonne heure à se vaincre : le tourment de la faim et l'abus des alimens ; la vie sédentaire et la vie trop dissipée ; les besoins factices que donnent les modes perverses, l'empire de l'habitude, celui du préjugé, sur-tout ces passions qui sont l'élément des êtres sensibles, sans lesquelles ils ne peuvent vivre, et qui, d'ordinaire, les font périr avant le tems.

La jalousie est la passion qui fermente avec le plus de violence dans le cœur des femmes sensibles, sur-tout dans les contrées du Midi;

cette passion a des effets terribles en Italie et en Espagne.

Le médecin Tissot connoissoit une mère de famille, à Lausanne, qui éprouvoit des convulsions toutes les fois qu'on prononçoit devant elle le nom de sa rivale. La France cite dans ses annales une princesse de Condé qui mourut de jalousie en voyant son mari s'attacher à une demoiselle de la cour de Catherine de Médicis.

Les effets physiques de la jalousie, sur-tout quand elle se trouve concentrée, sont que le sang s'appauvrit, ou que la bile s'arrête et reflue dans les veines; de-là le marasme et la jaunisse. Cet état est d'autant plus dangereux, que les remèdes physiques ne sont que de vains pailliatifs : c'est aux causes morales qu'une médecine éclairée doit s'attacher; elle ne sauroit trop répéter aux femmes que, si la jalousie est quelquefois une sollicitude de l'amour, elle est encore plus un signe de mésestime; que l'épouse qui s'y abandonne offense son mari, s'il est fidèle; s'il ne l'est pas, l'éloigne encore davantage; et que si l'ingrat à qui sa destinée est liée lui est cher, elle doit redoubler d'amitié à mesure que celui-ci redouble d'indifférence.

La colère, qui, dans les femmes, n'est presque jamais que le transport du moment, a quelquefois, en produisant le remords, servi de contre-poison à la jalousie; cependant, quand, parvenue à son dernier période, elle tarde à s'exhaler, elle entraîne des suites funestes, telles que le spasme, les convulsions accidentelles et l'hémorrhagie. Valère Maxime parle d'une Athénienne qui, en se fâchant, (sans doute contre son mari) perdit la parole. Le médecin d'Edimbourg, Buchan, a vu une épouse à qui un violent accès de courroux causa l'apoplexie. Comme la colère, ainsi que je l'ai observé, ne laisse d'ordinaire dans la femme que des traces fugitives, il est plus aisé à la médecine d'en affaiblir les accès, soit par des boissons calmantes, soit en rafraîchissant par l'air extérieur celui des poumons, sur-tout en éloignant avec adresse l'objet dont la présence entretient la fureur.

La tristesse, dont les effets sont moins sensibles que ceux de la colère, en offre de bien plus dangereux : quand, par une série continuelle d'atteintes, elle se trouve portée à un certain degré, les fibres se relâchent, l'action du cœur se ralentit, le sein palpite, le poumon s'engorge, et toutes les incommodités habituelles redoublent de violence.

La nature a placé le remède à côté du mal, en ne donnant que peu de consistance aux organes des femmes; de-là cette étonnante facilité de pleurer, qui adoucit la tristesse en l'exhalant.

L'état le plus dangereux a lieu lorsque la douleur trop concentrée ne permet pas le passage aux larmes : c'est ainsi que Marguerite d'Ecosse, une de nos anciennes dauphines, mourut de chagrin de ce qu'on avoit soupçonné sa vertu.

Il n'y a que des héroïnes qu'une pareille mort puisse atteindre. En général, quand on connoît les femmes de la société, quand on sait que leurs affections spasmodiques ne viennent que de la mobilité de leur organisation, il n'est pas difficile de faire diversion à la tristesse qui les mineroit lentement, en excitant mille autres sensations. Une secousse plus forte donnée en sens contraire, par des sentations faites pour intéresser l'être sensible qu'on veut guérir, suffit à cet égard. Une femme, ainsi qu'un enfant, passe avec la rapidité de l'éclair d'un sentiment à un autre sentiment, d'une image à une autre image : faites vibrer, sur un ton opposé, les cordes de la sensibilité, et, quand vous le voudrez, vous rétablirez l'harmonie dans son organisation, sans recourir à la médecine.

Il n'y a qu'un pas, chez les femmes, de la tristesse profonde à la joie exagérée : tout le monde sait quels ravages peut faire, dans l'organisation animale, ce sentiment destiné à être l'expression de notre bonheur, lorsque, s'emparant trop subitement des facultés de notre ame, il fait dégénérer le sourire de la nature en convulsions.

S'agit-il de la tendresse paternelle ; on connoît l'anecdote de ce Chilon de Sparte, qui, voyant son fils le plus chéri couronné aux jeux Olympiques, s'élança dans ses bras et mourut en l'embrassant (1).

Les Mémoires de médecine font mention de plusieurs amantes qui, rendues à l'objet de leur tendresse qu'elles croyoient séparé d'elles pour jamais, sont devenues folles avant la jouissance (2).

Un sordide intérêt avança les jours de la

---

(1) Plin., *Hist. natur.*, lib. VII, chap. 32.

(2) Telle que *Nina*, ou *la Folle par amour.*

nièce de Leibnitz. Ce savant célèbre étoit à peine mort, que son héritière avare se fit ouvrir ses coffres, et, à la vue des monceaux d'or qu'il lui laissoit, sa joie se porta à un tel délire, qu'elle expira avant de les compter (1).

L'expérience médicale et la philosophie ont trouvé un moyen bien simple de prévenir les accès d'une joie immodérée qui mène au délire ou à la mort; c'est de ne conduire que par degrés l'être sensible à l'objet qui doit affecter délicieusement toutes les facultés de son ame : prévenez ainsi les secousses dans les organisations délicates, et tout est sauvé.

Il n'en seroit pas de même des tempéramens froids et purement passifs qu'il conviendroit d'ébranler tout-à-coup par de grands mouvemens, pour les tirer de leur inertie : une femme sensible n'a besoin que d'être effleurée pour agir; il faut un coup de tonnerre à la femme apathique pour la ramener à la nature.

Quelquefois les secousses dans l'ordre moral sont bonnes pour établir l'organisation physique. Une des femmes du fameux calife Aaron Raschild, venoit d'être frappée d'une paralysie au bras droit : c'étoit une héroïne aussi belle

---

(1) Fontenelle, *Eloge de Leibnitz.*

qu'elle étoit vertueuse ; le médecin Bachtisua est appelé à l'instant au sérail de son souverain : instruit des causes de l'accident, et voulant en prévenir subitement les effets, il se courbe vers l'oreille du prince et lui demande la permission d'user d'un stratagême ; en même tems il s'approche de la malade, et, devant toute la cour, il porte une main audacieuse sur la frange de son vêtement, comme pour l'exposer nue à tous les regards ; ce geste éveille la pudeur dans l'ame de la sultane ; par un mouvement aussi machinal qu'irrésistible, elle porte sa main (1) malade au bas de sa robe, et sa paralysie disparoît.

En général, c'est la crainte qui semble l'affection de l'ame la plus habituelle des femmes; et elle dérive, comme je l'ai déjà fait entendre, soit de leur foiblesse naturelle, soit du sentiment trop prolongé de cette foiblesse.

J'en ai connu qui passoient leur vie à craindre le moindre bruit non prévu ; le danger le plus imaginaire glaçoit leurs esprits animaux et en suspendoit le cours. Le docteur Sauvages parle, dans sa Nosologie, d'une de ces infortunées, dont à la moindre frayeur le pouls

(1) *Biblioth. orient.* de d'Herbelot.

s'accéléroit par minute de vingt-cinq battemens : de-là, les spasmes, les frissons, les hémorrhagies : une femme à qui de pareils accidens arrivent à l'époque de ses évacuations menstruelles, est quelquefois frappée de mort. C'est sur-tout aux femmes craintives par habitude et par tempérament qu'il faut éviter les grandes secousses; quand le danger n'existe plus, montrez-en avec calme le néant; quand il approche, écartez-en la femme d'une manière indirecte, mais ne raisonnez pas. Si la crainte, parmi les foiblesses des femmes, a quelque droit à notre indulgence, c'est lorsqu'elle est produite par des causes physiques qu'il n'est pas en notre pouvoir de prévenir : tels que des objets monstrueux qui s'offrent inopinément aux regards, une tempête, un tremblement de terre, l'éruption d'un volcan; il ne reste à l'homme sensible qui en craint les effets pour la femme qui lui est chère, que de raisonner paisiblement avec elle sur ces phénomènes de la nature, d'en affoiblir le péril, et sur-tout de le partager.

La crainte d'objets imaginaires, comme le diable de la théologie, conduit quelquefois une femme tendre, mais exaltée, à une mélancolie religieuse qui lui fait trouver sa jouissance dans la privation absolue des plaisirs les plus innocens, qui l'isole au milieu de sa famille, et la conduit, par le déréglement gradué de ses fibres sensitives, à une sorte d'aliénation dans l'entendement; cette espèce de terreur ne se guérit que par des remèdes moraux : il faut enlever adroitement à cette infortunée tous ses livres ascétiques, l'entourer sans cesse de ses enfans, pour l'arracher aux chimères pieuses du quiétisme, et contre-balancer ses visions par des lectures sévères, un exercice violent et des spectacles.

Le dernier degré de la désorganisation morale du sexe arrive, lorsqu'obsédé sans cesse par l'image d'un malheur irréparable, il prend la vie en horreur. Cromwel avoit une fille qu'il combloit de ses caresses les plus tendres : après le supplice de Charles Ier, cette fille indignée d'avoir pour père l'assassin de son roi, et n'espérant pas de pouvoir jamais effacer cette opprobre, mourut de désespoir.

Il est rare de trouver dans nos capitales des femmes à grand caractère comme la fille de Cromwel : d'ordinaire nos femmes, quand elles ont passé leur adolescence dans un luxe qui les pervertit et une oisiveté dont elles s'honorent, sont blasées dans l'âge mûr : cet état, qui suppose l'extinction de la sensibilité, est le pire de tous : l'abus des plaisirs purs et simples de la nature, fait alors rechercher les jouissances dépravées des Messalines. On perd à-la-fois l'usage de ses forces physiques et morales, et, devenue inutile à la société et à soi-même, on meurt sans être regretté.

Terminons ce tableau de la femme, sous le rapport de ses influences morales, par l'analyse rapide des maux qu'elle se fait par cette imagination même qui lui avoit été donnée par la nature pour les guérir.

Nous avons vu que la femme étoit le plus sensible des êtres qui forment l'échelle de la nature, et c'est de cette sensibilité exquise que dérive la vivacité de son imagination : lorsque son sensorium est calme, que les mouvemens qu'il reçoit du cœur et des poumons sont réglés, les images qui s'y dessinent ne s'écartent pas de la vérité ; lorsque mille agitations convulsives causées par la maladie ou par des passions désordonnées altèrent les vibrations des fibres, l'imagination devient une espèce de volcan en éruption : de-là l'origine des tableaux contre nature, des antipathies, des fantômes et des visions.

Il est rare que l'imagination des femmes

s'exalte tout d'un coup de manière à influer sensiblement sur l'économie animale : elle commence d'ordinaire par jouir de ses illusions douces qui, lorsque l'ame vient à être détrompée, dégénèrent en vapeurs : les antipathies viennent ensuite, suivies des spasmes, des convulsions nerveuses ; le cerveau s'accoutume à lier ensemble des idées incohérentes, et si la philosophie ne vient pas avec la médecine au secours de l'infortunée, elle tombe dans une démence qui la dégrade du rang qu'elle occupoit dans l'espèce humaine.

On ne sauroit de trop bonne heure prévenir cet état alarmant des vapeurs qui, en affectant l'imagination des femmes, les conduit à voir un jour la dégradation de leur intelligence ; mais ce n'est pas ici le lieu de s'étendre sur cette matière délicate, destinée à former un chapitre important de cet ouvrage.

Les antipathies viennent originairement des sens, et c'est l'imagination qui les perpétue.

Je conçois comment une femme qui a une sensibilité exquise peut se prévenir contre des hommes mal organisés, qui n'ont aucun point de contact, ni avec son ame, ni avec ses sens : il est tout simple que cette anthipathie s'accroisse, à mesure que les liens de la société deviennent plus intimes, et qu'elle s'élève jusqu'au degré de la démence, si un objet aussi odieux a le nom et les droits d'un époux.

Une philosophie douce, la morale de Socrate et la religion de Fenelon, sont ici les seuls moyens d'empêcher l'antipathie de se porter au dernier période de la démence, et j'y renvoie, vu l'insuffisance de la médecine.

L'antipathie contre les animaux qui ne sont pas malfaisans par leur nature, tels que les chats, les souris, se guérit plus facilement quand on ne l'irrite pas mal-à-propos, quand on choisit le calme des sens pour la combattre avec la raison, quand une personne chère à l'objet qu'on veut éclairer joue en sa présence avec les animaux antipathiques, pour démontrer l'erreur de l'antipathie.

On guérit plus difficilement les antipathies contre certains alimens, sur-tout lorsque les molécules odorantes qui s'en élèvent peuvent agiter le tissu fibrillaire de la femme qui les repousse : il est évident que forcer alors l'estomac à les recevoir, c'est l'exposer à les vomir ; alors on redouble l'antipathie par les moyens mêmes imaginés par le despotisme pour la faire disparoître.

J'ai dit que l'imagination malade des femmes, à force de lier ensemble des idées incohérentes, en venoit jusqu'à tracer dans leur cerveau des objets qui n'existoient pas : cet état, très-voisin de la démence, demande des remèdes dans l'ordre moral, plutôt que dans celui de la médecine.

Le fameux évêque de Genève, François de Sales, raconte, dans un de ses ouvrages ascétiques, qu'il avoit une parente intimement persuadée de sa grossesse, quoique veuve depuis quatorze mois. Sur la fin de cet intervalle, elle disoit sentir remuer son fruit; elle se plaignit pendant quarante-huit heures de tranchées imaginaires; ensuite elle demanda une sage-femme, et, *à en croire ses sermens*, dit le bon prélat, *elle seroit devenue mère sans avoir jamais eu d'enfant.* Le médecin laissa passer la crise; il ne traita la malade qu'avec la raison et la gaîté, et la sauva ainsi des Petites-Maisons.

Le sort d'une autre victime de son imagination, dont il a été parlé dans les papiers publics de nos jours, est plus déplorable : il s'agit d'une jeune fille, familiarisée, par un père indiscret, à l'idée terrible du suicide : elle rencontre sous sa main un pistolet qu'elle croit chargé, l'appuie sur son front, tire, et s'écrie en tombant : *Enfin, je ne suis plus.* En même tems des convulsions affreuses s'emparent de ses sens, et elle meurt frénétique le lendemain (1).

En général, les femmes vaporeuses n'exercent leur crédulité que sur des objets peu importans, et qui ne peuvent faire craindre le suicide ; leur folie ordinaire (elles me pardonneront ce terme, qui exprime la chose) est de croire aux recettes ridicules des empyriques et à la vertu magique des amulettes (2).

Cette crédulité remonte jusqu'aux tems antérieurs à l'histoire ; Homère y fait allusion sans doute, quand il imagine son *moly*, pour servir de spécifique contre les enchantemens : on a vu un Serenus Amonicus, médecin au second sièle, célébrer les vertus du mot *abracadabra* contre les fièvres. De nos jours, des femmes même très-instruites, s'imaginent encore qu'il est bon de porter sur soi du corail contre le flux de sang, une bague d'acier contre le vertige, de l'alun contre les hémorroïdes, l'ongle d'un élan contre le mal caduc, et les

---

(1) *Année littéraire*, 1777, tome IV, page 45.

(2) Ou bien aux tireuses de cartes et diseurs de bonne aventure.

cachets d'Arnoux, contre l'apoplexie : toutes ces erreurs, contractées dans l'âge tendre des préjugés, doivent céder peu-à-peu aux conseils des sages, dans l'âge de la raison.

Je ne vois de même que les causes morales qui puissent détruire, dans un sexe foible et porté sans cesse à abuser de sa sensibilité, les idées chimériques qu'il se fait des sorciers, des démons et des fantômes : la médecine n'a point de spécifique contre cette espèce de crédulité, et, comme tout moyen qu'elle emploieroit ne feroit qu'irriter le tissu fibrillaire, le mal redoubleroit par l'usage du remède.

Il y a une grande raison qui conduit à croire qu'il y aura toujours des visionnaires chez le sexe ; c'est que nous ignorerons toujours l'état futur de tout ce qui nous environne : l'imagination, à cause de son activité, tentera sans cesse de percer le voile de l'avenir, et la femme deviendra crédule, ne pouvant s'élever au rang des prophètes.

CHAPITRE V.

Considérations sur le sexe, depuis la puberte jusqu'à l'époque du mariage.

La puberté, premier âge de la femme, car jusqu'à cette époque il n'y a point de sexe, s'annonce par une espèce de besoin de multiplier en soi les principes de la vie : alors une fermentation générale se fait sentir dans les fluides, la nature fait effort pour établir le flux périodique, le son de la voix change, la gorge se forme, et un voile répandu sur l'organe de la pudeur annonce qu'il se dispose aux plaisirs de l'amour.

Il y a deux pubertés, une factice et une naturelle : j'appelle puberté factice, celle qu'on accélère chez les filles par les lectures obscènes, par le tableau des mœurs dépravées des mères, par les efforts du libertinage des jeunes gens des capitales, blasés sur les vrais plaisirs de la nature : ces pubertés précoces se manifestent quelquefois à dix ans dans ces foyers de corruption publique qu'on appelle les petits théâtres; mais je dois peu m'y arrêter, parce que ce n'est pas pour une génération de prostituées que je fais cet ouvrage.

La vraie puberté de la nature a ses époques variées, suivant la température des climats qu'on habite. Il est telle contrée de l'Asie, échauffée en tout tems par les feux générateurs du soleil, où une fille est pubère à huit ans : elle ne l'est guère avant douze dans nos pays méridionaux; et les calculs de la médecine retardent cette époque jusqu'à quatorze ou quinze ans parmi les filles sédentaires de nos capitales. Au reste, une sage expérience a observé que moins l'âge de la puberté est prématurée, plus le corps prend de belles proportions, plus la vigueur se réunit aux grâces et à la santé.

Pour mettre de l'ordre dans cette espèce d'histoire médicinale de la nubilité, je dois classer, autant qu'il est en moi, les phénomènes et leurs résultats, les effets et les causes. Je dois sur-tout être précis; car si je m'abandonnois à toute la richesse de mon sujet, chaque article que j'ai à discuter formeroit un volume.

Le premier objet à envisager ici est le flux menstruel, dont le défaut, l'irrégularité ou la surabondance accidentelle occasionnent presque toutes les maladies de la puberté.

De l'absence ou du peu de régularité de ce flux menstruel dérive souvent, dans les filles pubères, la chlorose, connue dans la langue philosophique sous le nom de fièvre d'amour, et, parmi le peuple, sous celui de pâles-couleurs. L'importance de cette maladie, que les causes morales aggravent, et qui influe souvent sur la vie entière d'une femme, m'oblige à consacrer un article particulier à son examen.

On ne peut parcourir l'époque intéressante de la puberté, sans examiner la question du célibat, sans voir à quels dangers on s'expose quand l'égoïsme d'une vie solitaire, ou, ce qui est infiniment plus dangereux, quand le fanatisme de la religion s'oppose à la marche ordinaire de la nature, qui appelle tout individu bien organisé aux plaisirs et au bonheur du mariage.

L'incontinence, dans les plaisirs goûtés hors de l'hymen, est encore un des fléaux de la puberté, car elle conduit à la fureur utérine, une des maladies les plus déshonorantes de l'espèce humaine, et l'une de celles que la médecine seule semble le plus dans l'impuissance de guérir.

L'excès de la continence, ainsi que celui de

la lubricité, mènent à discuter le problême : S'il y a des remèdes propres à dompter l'amour ; quel est le danger de leur usage, et leur efficacité ?

On voit, par cette exposition, la chaîne d'idées qui a conduit à partager ce chapitre en cinq articles, dont le premier est consacré au flux menstruel, le second, à la maladie de la chlorose, le troisième, au célibat, le suivant, à l'incontinence hors du mariage, et le dernier, aux remèdes propres à dompter l'amour.

ARTICLE PREMIER.

Du flux menstruel du sexe.

Lorsque l'âge de la puberté commence, et que l'organe de la conception se couvre d'un voile, le sang qui renferme un grand nombre de principes générateurs, à force de s'accumuler dans les vaisseaux où le fœtus doit se développer un jour, s'ouvre, dans sa surabondance, une sortie par une route jusqu'alors inusitée. Cet écoulement se renouvelle périodiquement tous les mois ; dès-lors, une fille est réglée et peut espérer d'être mère.

Un instinct de pudeur, dont le sexe s'honore, sur-tout à l'âge de la puberté, intimide quelquefois une fille bien née à la première éruption de ses règles ; elle dissimule son état à tout ce qui l'environne, et, si une mère sage ne vient éclairer son ignorance, elle tente quelquefois, par des injections dangereuses, ou même par des breuvages, de contrarier la nature ; cette imprudence l'expose à des maladies graves, dont elle sentira peut-être les influences jusqu'à la fin de sa carrière.

Une tendre mère ne doit point, à cet égard, employer de subterfuge : dès les premiers symptômes de la révolution qui se fait dans une fille pubère, la mère instruite doit dire la vérité à sa fille, parce qu'il est presque aussi dangereux de tout ignorer que de tout savoir ; elle doit lui annoncer la pléthore, qui devient un des signes distinctifs de son sexe, et lui en expliquer le mécanisme sans tromper sa pudeur, comme sans l'effaroucher.

Il paroît avéré que le sang surabondant du flux menstruel vient de la matrice, et qu'il est destiné par la nature à nourrir le fœtus dans le tems de la grossesse. On ne peut contester non plus que ce sang, en s'échappant tous les mois par la route qu'il s'est frayée d'abord aux approches de la puberté, ne serve de purgation aux femmes ; et, d'après ces considérations, l'incommodité dont une fille ingénue s'intimide, est un double bienfait de la nature (1).

Des hommes d'esprit qui imaginent cette nature dans leur cabinet, ont prétendu que le flux menstruel n'étoit qu'un besoin factice contracté dans l'ordre social, et ils l'ont fait dériver de l'habitude de se nourrir de mets succulens ; habitude qui, par la voie des générations, est devenue une seconde nature ; mais cette théorie, contredisant le mécanisme humain sur toute la surface du globe, ne semble qu'un jeu de l'imagination ; ce qui dispense l'homme de l'art de la discuter.

On a cité à l'appui de cette rêverie, des Groënlandaises et les Brasiliennes, qu'on pré-

---

(1) Il y a, outre cela, dans les phénomènes des règles, une partie systématique qui n'a guère d'autre autorité que celle du nom des hommes célèbres qui l'ont imaginée : telle est l'idée d'Astruc, que le sang du flux menstruel est versé par ce qu'il appelle les appendices cœcales, tandis que van Swiéten a prouvé la non existence de ces appendices ; au reste, Astruc n'en est pas moins l'Hippocrate moderne par rapport aux maladies des femmes ; il a consacré deux volumes de son ouvrage immortel à la question à laquelle je consacre un simple article, et il est difficile de rencontrer, pour mes analyses, une source plus pure.

tend exemptes de l'évacuation périodique des règles ; mais ce fait, avancé par des voyageurs qui ont payé d'autres tributs à la crédulité, a été contredit par des observateurs instruits.

Par-tout où la raison a pénétré, soit dans les Deux-Mondes, soit aux terres Australes, il a été reconnu qu'une femme non réglée est stérile : c'est même l'origine du nom de fleurs, donné quelquefois au flux menstruel. On a prétendu que le sexe ressembloit, à cet égard, aux arbres qui ne portent des fruits que quand ceux-ci ont été précédés par des fleurs. Je sais que l'histoire des monstres atteste quelques exceptions à ce principe primordial ; mais la théorie des monstres ne doit entrer presque pour rien dans celle de la médecine.

Un préjugé sur les règles, qu'il est bien plus important encore de détruire, est celui de regarder le sang de cette évacuation comme un sang vicié et plein d'acrimonie ; de-là, l'opinion de quelques esprits faux de l'antiquité, qu'une femme à cette époque rendoit un arbre stérile, faisoit mourir la vigne, aigrir le vin, rouiller le fer et l'acier. Hippocrate, qui mettoit tout son génie dans son expérience, a démontré que ce sang étoit aussi pur dans les femmes saines, que celui qui circule dans leurs veines.

Il le compare, en propres termes, au sang vermeil d'une victime qu'on égorge sur les autels (1).

Il faut donc mettre les contes de l'antiquité, au sujet des règles malfaisantes du sexe, à côté de la fable de Pline l'Ancien, qui place en Scythie des femmes si dangereuses dans leur colère, qu'elles tuent les hommes d'un simple regard (2).

C'est encore une erreur des siècles d'ignorance, de supposer que la cause du retour périodique du flux menstruel, chaque mois, dépend des phases de la lune ou de ses influences.

Il est assez difficile d'évaluer la quantité de sang qui doit s'écouler à chaque retour périodique, pour constater la santé d'une femme. On sent qu'il y a d'autant plus d'incertitude dans un calcul de ce genre, qu'il faut faire entrer dans les conditions du problême, l'âge de la personne, la nature de son tempérament, celle du climat qu'elle habite. On voit par un texte d'Hippocrate (3), que de son tems cette

---

(1) *De morbis mulierum*, lib. pri., cap. *decimo quinto.*

(2) *Histor. natur.*, lib. VII, cap. II.

(3) *De morbis mulierum*, lib. I, cap. V.

quantité s'évaluoit, par approximation, à deux cotyles attiques, qui répondent à seize onces et demie (1). Certains médecins des tems modernes ne la portent qu'à six onces pour les femmes de Hollande, et même à trois pour celles d'Angleterre. La solution du problême ne serviroit d'aliment qu'à la curiosité; mais ce qui importe infiniment à la santé du sexe, c'est de l'instruire du danger d'augmenter cette pléthore naturelle par l'oisiveté, par la vie sédentaire et par l'habitude des mets succulens dont on couvre sa table. C'est à cette mollesse sybarite des capitales qu'on peut attribuer les coliques convulsives qui précèdent l'éruption des règles et la destruction d'une grande quantité de germes déjà développés, qui seroient venus à terme.

Lorsque la nature est trop lente pour la première éruption du flux menstruel, il est des moyens, dans la médecine et dans la morale, de l'accélérer; mais je renvoie cette théorie à l'article suivant, où il sera traité de la chlorose.

---

(1) La contenance du cotyle d'Athènes étoit, en eau pure, du poids de huit onces et un quart, et, en huile, de sept onces et demie, d'après le systême romain des mesures. *Voyez la Métrologie* de Pancton, chap. IV, page 261.

La plus terrible peut-être des maladies qui émanent de l'évacuation périodique du sexe, vient de sa suppression subite au moment de son cours. Ces accidens arrivent assez rarement à la campagne, où l'air est plus pur, l'exercice plus favorable à la circulation des fluides, et les alimens, d'une digestion moins difficile, élaborés par des organes plus vigoureux; mais dans les villes, où à la contagion de l'air se joint celle des vices, où le sang se décompose sans cesse par la nature des alimens putrides dont on surcharge son estomac, il n'est pas étonnant que les suppressions subites de la pléthore dérangent, en peu de tems, toute l'économie animale.

Mille causes suppriment le flux menstruel au milieu de son cours. Un bain indiscret dans l'eau froide, l'usage de l'eau à la glace pour sa boisson, des acides en trop grande quantité dans ses repas, quelquefois une simple promenade pendant la pluie, ou quelques instans de repos sur une pelouse humide produisent ces effets, sur-tout quand une femme a les fibres sensibles et le tempérament valétudinaire.

A ces causes physiques se joignent des causes morales, telles qu'une terreur panique, la crise d'un emportement désordonné, une passion violente non satisfaite, un spectacle déchirant. Si l'art ne vient pas promptement rétablir l'équilibre dans l'organisation animale, on marche rapidement vers la folie ou même vers la mort.

Après les remèdes moraux que l'état de l'infortunée exige impérieusement, comme de raisonner avec calme sur l'objet d'une fausse terreur ou d'un emportement sans motif, d'éloigner le souvenir d'une passion malheureuse ou un tableau trop affligeant, il est important de recourir aux ressources de la médecine, dont une expérience de plusieurs siècles indique l'usage dans les pharmacopées.

On rappelle souvent des règles suprimées par des frictions avec de la flanelle ou du linge chaud le long des cuisses, par des bains de pieds, ou en faisant respirer des essences, comme l'eau de mélisse, les sels d'Angleterre et l'esprit volatil de sel ammoniac.

Si les accidens redoublent de violence et que la malade éprouve des palpitations de cœur, des mouvemens convulsifs, de l'hystérisme et des étouffemens, on joindra à ce traitement quelques cuillerées, par intervalles, d'une potion anti-hystérique, et une légère infusion, d'heure en heure, soit de vulnéraire suisse, soit de feuilles d'armoise, ou même de simple thé.

Astruc, dans le dernier degré de la maladie, lorsqu'il y a convulsions violentes ou léthargie, conseille d'abord la saignée du pied, ensuite quatre ou cinq grains de tartre-émétique soluble, dans une prise d'infusion anti-hystérique: c'est-là, dit-il, l'unique moyen de dégager le cerveau, et, en rouvrant les veines de la matrice, de détruire le principe de la suppression.

En général, ce n'est qu'à la dernière extrémité qu'un sage médecin doit conseiller, dans la suppression des règles, des remèdes violens. L'expérience journalière apprend que, dans les corps bien constitués, les accidens cèdent avec des bols de myrrhe et de safran oriental, qui font la base des pillules de Rufus et de l'élixir de Garus.

Le traitement des menstrues laborieuses diffère peu de celui des règles supprimées; seulement on observe que le danger étant moins éminent, l'homme de l'art a plus de tems pour préparer la malade, pour essayer les remèdes qui conviennent à son tempérament, et pour en proportionner l'activité au degré de résistance que le mal ou la tention des organes lui opposent.

Dans tous les cas, il faut une diète sévère pour diminuer la pléthore des vaisseaux de la matrice, des bouillons ou des apozèmes diurétiques, pour évacuer une partie de la lymphe qui les obstrue, et quelquefois des narcotiques dans l'accès de la colique, pour en calmer les douleurs: l'exercice, même violent, quand la malade peut le supporter, est un des meilleurs moyens pour rappeler le flux menstruel et rétablir l'équilibre que sa suppression a interverti dans l'économie animale (1).

L'évacuation périodique cesse d'ordinaire à l'âge de la stérilité, c'est-à-dire, entre quarante et cinquante ans, dans la zône tempérée de l'Europe. On cite des exemples d'une prolongation bien plus reculée, telle que cette femme de qualité du Velai, qui revit ses règles à cent ans, après une suppression d'un demi-siècle (2); mais, encore une fois, la médecine

---

(1) Le docteur Pomme conseille, en ce cas, les lavemens d'eau froide et les compresses du même fluide mélangé avec un peu de vinaigre, qu'on place sur l'abdomen : les expériences qu'il a faites, en ce genre, ont toujours surpassé son attente ; et moi-même j'ai obtenu, par cette simple application renouvelée toutes les sept à huit minutes, des succès étonnans.

(2) *Mémoires de Trévoux*, novembre, 1708.

éclairée ne se règle point par les prodiges, et des livres, faits pour quelques individus, ne seroient d'aucune utilité pour le genre humain.

ARTICLE II.

De la chlorose.

La chlorose ne mérite véritablement le nom philosophique de fièvre d'amour, que dans les filles pubères, chez qui le flux menstruel a peine à se déterminer. Des règles laborieuses, retardées dans les femmes, ou supprimées accidentellement dans les quatre premiers mois d'une grossesse, produisent une partie des mêmes effets; mais, comme le moral influe moins, soit sur la maladie, soit sur le traitement, il eût été à souhaiter qu'on eût établi une espèce de ligne de démarcation entre ces deux chloroses.

La chlorose amoureuse des filles s'annonce, aux approches de la puberté, par une sorte d'inquiétude vague qui, dans les villes, où tout parle aux sens, est vraiment le pressentiment du plaisir; en même tems, la nature fait effort pour se débarrasser du sang surabondant qui engorge les vaisseaux et l'organe de la génération; mais si le corps est faiblement organisé si la réaction est plus forte que l'action, le flux est arrêté dans sa source, et la chlorose prend les caractères les plus alarmans.

Le principe physique immédiat de cette chlorose de la puberté, est presque toujours l'état d'inertie de la matrice.

Pour la couleur pâle qui accompagne la chlorose, on ne peut l'attribuer qu'à la surabondance d'une lymphe grossière et visqueuse qui, ne pouvant être atténuée par les forces de la vie, engorge le tissu cellulaire et le décolore.

Quelquefois, sur-tout quand on a le malheur de naître de parens valétudinaires, la chlorose se complique avec d'autres maladies, telles que la détérioration du sang par les scrophules, les dartres et les érysipelles ou autres maladies de la peau; alors cet état dangereux demande un traitement combiné où échouent quelquefois toutes les lumières de la médecine. Si la nature ne détermine pas le flux menstruel par une crise extraordinaire, la phthysie pulmonaire ou l'hydropisie de poitrine se déclare, et la mort vient avant la fin de l'adolescence.

Quand la chlorose est parvenue à une certaine période, par une suite de l'inexpérience de la fille ou de l'insouciance de la mère, la digestion se fait mal, et est accompagnée de pesanteurs d'estomac et de cardialgie; le goût des alimens les plus sains se perd et fait place à un appétit dépravé pour les choses les plus absurdes, telles que le charbon, le sel, le plâtre ou la cendre; la respiration devient courte, laborieuse; le mouvement du cœur s'accélère jusqu'à la palpitation au moindre exercice que se permet la malade; le teint se flétrit, il devient livide et plombé, quelquefois verd ou d'un jaune feuille-morte, et une mélancolie profonde annonce qu'on est à charge à la société et à soi-même.

Tous ces dangers cessent bientôt d'être alarmans quand le mal est récent, parce qu'alors le sang n'a pas eu le tems de se détériorer, que les obstructions ne sont pas multipliées dans les viscères, et qu'il y a encore de l'énergie dans la nature.

Il existe deux méthodes de traiter la chlorose des filles pubères : l'une est destinée à empêcher les accidens de s'aggraver, c'est la méthode palliative; l'autre a pour but de guérir radicalement, c'est la méthode curative. Cette seconde est quelquefois indiquée par l'expérience, quand la malade est trop foible, ou qu'on ne peut attendre pour l'établissement du flux menstruel, une crise extraordinaire de la nature.

Le célèbre Astruc, un de nos oracles pour les maladies des femmes, a tracé le plan de la méthode palliative; il exige, en général, un régime d'alimens faciles à digérer, l'interdiction de tous les mets absurdes qu'appelle un appétit dépravé, et l'éloignement de la vie molle et sédentaire.

Il faut ajouter à ce traitement un exercice d'abord très-modéré, et ensuite l'augmenter graduellement, pour rétablir l'équilibre du systême général des fluides : les toniques extérieurs, tels que les bains froids et les frictions sèches, ne sont point à négliger, encore moins les toniques intérieurs, comme les amers et les aromatiques, les eaux thermales, la limaille de fer et l'usage du safran (1).

---

(1) Je me sers aussi avec succès d'une eau martiale faite avec la limaille de fer, la fleur de soufre et la crême de tartre en poudre : les doses de cette composition sont d'une demi-once de chaque matière réduite en poudre; on les mêle ensemble, on met le tout dans une assiette, et on verse dessus un peu d'eau; on expose à l'air pendant huit jours, ayant soin de ramasser tout ce mélange et de le mettre dans une pinte et demie d'eau pure; après quatre à cinq jours, on en fait prendre, à jeun, à la malade,

La méthode curative est la seule qui anéantisse jusqu'au germe de la chlorose; celle-là n'a ordinairement de l'efficacité que quand on y procède au printems ou au commencement de l'été, époques auxquelles un tempérament neuf encore déploie sans danger toute son énergie.

Quand les médecins vulgaires aperçoivent, dans une malade, les premiers symptômes de la chlorose, ils la saignent et à plusieurs reprises, sous prétexte qu'il y a pléthore ; cette méthode est meurtrière, puisqu'on ôte par-là les forces à une fille pubère qui ne peut se guérir si elle n'en acquiert de nouvelles : l'homme de l'art éclairé ne traite, dans cette circonstance, que par des toniques qui tirent la matrice de son état d'inertie, et par des spécifiques contre la dégénération des fluides.

L'action de la matrice se détermine, dans des sujets d'ailleurs bien constitués, par des frictions sèches et générales, par ces remèdes puissans qui agissent principalement sur les solides, et que la pharmacie appelle emmé-

---

une cuillerée à café dans un verre d'eau : on augmente la dose peu-à-peu jusqu'à une cuillerée à bouche dans trois verres, qu'on doit prendre à quatre heures de distance et loin des repas.

nagogues, et dans l'hypothèse où ces moyens seroient encore trop peu actifs, par des commotions électriques.

Des médecins instruits par l'expérience ont éprouvé quelquefois que des bains de fauteuil, qui n'auroient d'action que sur les organes qui environnent l'utérus, pourroient, s'ils étoient souvent répétés, disposer les vaisseaux de ce viscère à s'ouvrir avec assez d'efficacité pour hâter l'apparition des menstrues, et par là détruire le principe des chloroses.

Il ne faut point terminer cet article sans parler de la fameuse expérience d'Hamilton, si connue en Angleterre : ce médecin avoit à traiter une fille dans l'état le plus déplorable, et sur laquelle les remèdes les plus actifs n'auroient fait que glisser ; il eut recours à la mécanique : il appliqua un tourniquet, comme on le fait dans l'amputation de la cuisse, et comprima modérément par là l'artère crurale; l'opération finie, il exposa la malade à l'action de l'eau réduite en vapeurs et dirigée vers les organes de la génération : au bout d'une demi-heure, elle sentit un poids et une gêne dans la région de l'utérus, le pouls s'accéléra ; mais l'état de langueur restoit toujours le même : Hamilton lui fit boire une cuillerée de potion cordiale, et à l'instant les règles se montrèrent, le tourniquet fut desserré, le flux continua trois jours et la chlorose disparut.

Le traitement de la chlorose se prolonge encore après l'apparition des règles, mais en l'affaiblissant graduellement, jusqu'à ce que tous les accidens disparoissent : celui de ces traitemens le plus efficace, sur-tout quand l'inclination y porte, est assurément le mariage, quand les convenances sociales le permettent. Malheureusement les besoins factices de l'homme en société, les mauvaises institutions politiques, le fanatisme religieux, sont trop souvent, à cet égard, en opposition avec la nature.

J'ai fait entendre, en parlant de la chlorose, que cette maladie, par suite de l'intempérance des pères, se compliquoit quelquefois avec les affections scrophuleuses, avec les dartres et tous les vices d'un sang dégénéré, dont la première cause est la contagion vénérienne : à cet égard, il ne faut recourir à aucune méthode palliative ; la guérison radicale du mal exige qu'on remonte à sa source, et qu'on emploie le seul traitement qui existe aujourd'hui : nous en parlerons plus au long à la fin de cet ouvrage, et, en attendant, nous renvoyons au volume *d'Observations*, auquel cet ouvrage est destiné à servir de supplément.

ARTICLE III.

Du Célibat, ou des Abus de la continence.

Une mère tendre a beau surveiller sa fille à l'approche de la puberté, la distraire d'une secrète mélancolie qui accompagne l'éruption des règles, donner à ses principes vivifians une autre direction que celle des organes générateurs, prévenir la chlorose ou la guérir, elle ne remplit encore qu'à demi les devoirs sacrés que son cœur lui impose : il faut, si les sens d'une fille pubère éveillent les desirs, la mettre à portée de les légitimer par les nœuds du mariage.

Il est bien étrange qu'on ait imaginé que des institutions sociales, des formules religieuses pouvoient comprimer les sens et faire faire divorce avec son cœur ; que l'on concilieroit la nature qui commande avec la politique qui défend ; au reste, il n'est pas question ici d'examiner ce sujet du côté de la morale, mais seulement du côté de la médecine, et, à cet égard, l'histoire du célibat, par les maux affreux qu'il entraîne, n'est que celle des inconséquences de l'esprit humain.

Une fille, à la première époque de sa puberté, peut bien promettre de réprimer des sens dont elle ne connoît pas l'effervescence, de maîtriser un cœur qui n'a pas encore eu besoin de l'être ; mais à mesure que le corps se développe, que le sein s'élève, que les yeux parlent et répondent, elle sent l'impossibilité morale de tenir ses engagemens : alors, si une bonne éducation ne vient point à son aide, si elle ne contracte point à l'autel des nœuds légitimes, sa virginité lui pèse, et elle est tentée de maudire ses parens, la nature ou le ciel.

Il est un âge, sur-tout celui de vingt à vingt-cinq ans, dans nos climats, où le célibat est bien souvent, pour une fille bien organisée, un poids au-dessus de ses forces physiques : si ses facultés intellectuelles se portent sans cesse sur un objet que son cœur appelle, et qu'un devoir prétendu lui ordonne de repousser, l'action de ses viscères languit, les vaisseaux qui donnoient au sang un passage facile, éprouvent, par l'effet du spasme, une contraction continue dans les extrémités, et l'inaction de l'utérus se communique à tous ceux qui l'environnent : de-là, les palpitations, la mobilité excessive des nerfs, l'acrimonie des esprits animaux, les mouvemens violens des intestins, de l'estomac et de l'œsophage.

Les effets de cette maladie de la continence, si j'ose m'exprimer ainsi, sont bien plus terribles quand la maladie est contrariée dans ses irrésistibles désirs par des causes morales, telles que le défaut de fortune, le despotisme d'un père, ou des vœux indiscrets : peu-à-peu toute l'économie animale se désorganise, le sang s'épaissit d'abord et se décompose, le marasme survient, et les accès de l'état convulsif conduisent à la démence ou à l'épilepsie, et quelquefois à la mort.

Tous les secours de la médecine n'offrent que de vains palliatifs, quand le poison ne se guérit point par son antidote; quand on ne va pas au-devant des désastres du célibat par le mariage.

On ne se persuade pas assez combien il est dangereux de tromper les vues de la nature : s'il n'y a que de fâcheux effets à attendre d'un lait qui séjourne, d'une mucosité qui s'amasse, d'une bile qui cesse de couler, combien doit-on craindre les suites de la stagnation des principes de la vie dans les vaisseaux spermatiques ! Mille expériences ont prouvé qu'ils y acquéroient de l'acrimonie et même un caractère vénéneux, lorsque, par l'action des vaisseaux absorbans, ils étoient contraints de circuler dans la masse des humeurs : quelquefois la nature se dédommage de la tyrannie des lois par des songes voluptueux ; mais c'est encore un inconvénient d'un ordre majeur, soit parce que le but primitif de notre organisation n'est pas rempli, soit parce que de pareils songes où l'imagination se complaît, dégénérant en habitude, il en résulte les mêmes maladies que celles qui sont le triste produit de l'incontinence.

Le célibat volontaire est l'effet d'un libertinage que l'ordre social devroit proscrire ; le célibat d'indigence est un des malheurs et des plus grands vices de nos institutions, contre lequel la philosophie réclame en vain depuis des siècles ; le célibat religieux est un attentat contre la religion même, dont il semble émaner.

Il n'y a de célibat légitime que celui qui vient d'un défaut d'organisation qui empêcheroit de remplir les vues de la nature : tels seroient, pour une femme, un cancer visible ou caché, une conformation d'hermaphrodite ;

sur-tout la petitesse du bassin, qui, ne pouvant permettre la sortie de l'enfant, forceroit la mère à subir l'opération césarienne ou celle de la symphise.

Cependant, puisque d'après le culte et les mœurs catholiques il existe chez le sexe des victimes respectables de la continence, il ne faut pas les abandonner à leur cruelle destinée: si l'on ne parvient à une cure radicale, on peut du moins arrêter les prompts effets de la désorganisation par un régime salutaire; telle est une application soutenue de l'esprit sur des objets qui n'ont point de rapport avec des sens en effervescence, un exercice de corps poussé jusqu'à la fatigue, l'éloignement pour un sommeil prolongé et pour des alimens trop substantiels: il faut y joindre, comme on s'en doute bien, la privation absolue des lectures romanesques, des tableaux lascifs et des spectacles.

Quant au traitement par les narcotiques et les réfrigérans, qu'emploie quelquefois une médecine aveugle et indiscrète, nous examinerons bientôt son peu d'efficacité.

ARTICLE IV.

Des remèdes que l'on croit propres à dompter l'amour.

Nous n'avons plus de cloîtres, et c'est un des bienfaits de la révolution dont la raison s'honorera à jamais ; mais il s'en faut bien que l'Europe ait suivi ce grand exemple ; il s'écoulera peut-être encore nombre d'années avant qu'on fasse disparoître de dessus la surface du globe ces espèces de tombeaux vivans où, sous prétexte de soutenir un culte, on ensevelit les graces timides, l'espérance de la population, le bonheur et la nature.

Je dois donc m'adresser encore à ces tendres victimes de la religion qui, renfermées avant l'âge des désirs, dans les couvens innombrables du Portugal, de l'Espagne, de l'Italie ou de l'Allemagne, gémissent, à trente ans, d'avoir fait à vingt des vœux que la nature devoit repousser, passent leur vie infortunée à se combattre, et n'anéantissent un tempérament de feu que par des breuvages empoisonnés qui rendent douloureuse toute leur existence.

Il existe encore dans le sein des familles les plus vertueuses de notre pays régénéré des filles ingénues qui, privées d'une mère, ou rougissant de recourir à sa tendre sollicitude, s'indignent des désirs qu'elles ne sauroient satisfaire sans crime avant les nœuds de l'hymen, et qui, pour tromper la nature, éteignent leurs sens par un régime qui les désorganise ; c'est pour éclairer la simplicité de ces victimes innocentes de la pudeur, que je les invite, ainsi que les martyrs des cloîtres, à lire ce chapitre.

Quand la nature a créé la femme pour donner et sentir des désirs, et l'homme pour les satisfaire, il est difficile de trouver, dans la médecine, des moyens d'intervertir cet ordre primordial, sans blesser l'économie du corps humain : la liqueur séminale, qui annonce la vigueur et la santé, se filtre dans les canaux qui doivent la recevoir malgré les fluides hétérogènes qui tendent à l'anéantir ; et si l'on parvient, à force de boissons, à la dénaturer, c'est aux dépens de cette vigueur même et de cette santé qui donnent du prix à toutes les jouissances.

Si du moins on n'employoit à cet effet que les hochets ridicules de la crédulité, tels que les plantes sacrées d'Hermès, dont on faisoit usage dans l'ancienne Egypte, les amulettes et les anneaux enchantés des siècles d'ignorance, ou les froides reliques de nos monastères, il n'y auroit qu'à sourire sur ces insultes involontaires à la raison; mais on se permet des breuvages composés qui tuent, avant l'âge, et voilà le délit contre lequel la médecine des philosophes doit réclamer.

Pline, et ensuite Bâcon, avoient vanté le nitre comme propre à augmenter la fécondité: les Anglais du siècle dernier, qui dans les sciences n'avoient pas encore tout-à-fait secoué le joug de l'autorité, s'empressèrent, d'après le suffrage de ces grands hommes, de faire entrer ce sel dans leur régime diététique. Peu-à-peu, dit l'histoire de la médecine, les Anglaises s'aperçurent que depuis l'introduction de cette mode, leurs époux perdoient une partie de leur tempérament, et elles se hâtèrent de la proscrire; mais il en résulte que le nitre, annoncé comme un des grands agens de la nature, n'étoit qu'une substance réfrigérante destinée à rendre inutile son ouvrage, et dès-lors la religion s'en empara pour tromper les désirs de ses victimes.

Le nitre cependant, s'il étoit employé seul,

et dans son état naturel, ne deviendroit un poison lent que par un très-long usage; alors il relâcheroit les fibres de l'estomac, et produiroit tous les maux qui sont les suites de l'atonie.

L'agnus-castus doit sa célébrité, dans la classe des remèdes propres à dompter l'amour, à un conte de Dioscoride (1); ce médecin prétendoit que les dames d'Athènes en faisoient usage aux fêtes de Cérès : elles dressoient, avec les branches de cet arbrisseau, les lits mystérieux qui devoient servir de sauve-garde à leur virginité. D'après cette autorité, les maîtresses de novices, dans nos couvens, avoient soin de faire tresser et porter l'agnus castus en ceinture, pour réfréner les sens des jeunes infortunées qui annonçoient qu'elles avoient un cœur, et elles y joignoient des infusions de sa feuille, qu'elles faisoient plus ou moins fortes, qu'elles donnoient avec plus ou moins d'abondance, suivant la force du tempérament qu'elle se proposoient d'éteindre.

L'agnus-castus, en ceinture, n'a pas plus de propriété qu'un talisman ou une amulette;

(1) *Commentaire* de Mathiole sur Dioscoride, liv. II, chap. 116.

mais, pris long-tems et à grande dose en infusion, il offre les mêmes dangers que le nitre, en portant le désordre dans l'économie animale.

Pline l'Ancien n'a parlé ni en philosophe ni en naturaliste, quand il a dit que prendre pendant douze jours du nénuphar, c'est s'ôter des droits à la fécondité, et qu'en faire usage pendant quarante, c'est se condamner à ne jamais sentir de sa vie les aiguillons de l'amour (1); cependant, il est avéré que cette plante, ainsi que l'opium et tous les narcotiques, quand elle est préparée à l'aide de la pharmacie, refroidit les sens, mais de manière à produire des maux plus dangereux que ceux qu'on voudroit éviter en se livrant, avec toute la fougue de la nature, aux excès de l'amour.

Toutes les boissons réfrigérantes, et encore plus les bols composés qui ont le pouvoir d'agir sur la matrice, jettent la langueur et la foiblesse dans les fonctions animales, désorganisent l'estomac, amènent la stagnation des fluides dans leurs réservoirs, l'obstruction des viscères, et, ce qui est infiniment plus déplorable, l'imbécilité dans l'entendement.

(1) *Hist. nat.*, lib. XXV, cap. VII.

Eh ! pourquoi éteindre des désirs avec des breuvages quand la philosophie suffit pour les régler ? Faut-il qu'une femme devienne stupide pour être l'ornement de son sexe ? Et ne sauroit-elle se rendre chère à Dieu, sans détruire son corps et affoiblir son entendement ?

La continence hors du mariage est l'apanage de la femme qui se respecte elle-même ; mais prolonger, par des remèdes dangereux, cette continence jusqu'à une époque qui la repousse, c'est attenter à sa vie et insulter à la nature.

ARTICLE V.

Des abus et des malheurs de l'incontinence hors du mariage.

Dans les grandes villes où il y a une population immense, et par conséquent une contagion d'exemple causée par l'absence de la morale et par un luxe corrupteur, les maladies de l'amour physique naissent bien moins fréquemment du célibat que de l'incontinence ; de plus, ces dernières sont infiniment plus dangereuses, comme si la nature avoit droit de nous punir davantage pour avoir abusé de ses dons que pour en avoir refusé l'usage.

En général, les maîtres de l'art ont observé que l'abus des plaisirs, pris hors du mariage, desséchoit les membranes du cerveau, et, en affoiblissant le genre nerveux, détruisoit en nous l'organe du sentiment : de-là, l'affoiblissement gradué de la vue, la consomption dorsale, et les paroxysmes si effrayans de l'épilepsie (1).

L'incontinence, sur-tout dans les filles pubères, dont l'éducation est abandonnée par l'insouciance maternelle, commence d'ordinaire par ces plaisirs solitaires dont le nom seul fait rougir, mais que la médecine est obligée d'indiquer.

Il est impossible, quand on a un peu d'expérience, de ne pas s'apercevoir du ravage successif que ce genre d'incontinence fait dans l'organisation d'une fille qui a le malheur de s'y abandonner ; d'abord le visage se décolore, l'embonpoint, présage de la santé, se perd, l'épine, en se courbant, détruit les graces de la taille, puis les symptômes du mal augmentent, le sang contracte de l'acrimonie, la matrice

---

(1) Voyez sur-tout Hoffman, Consul., centur. II et III, Boërhaave, *Inst.*, paragr. 776 de la traduct. de Lamettrie ; et Klockof, *de Morb. anim.*, pag. 37.

s'enflamme, et la fureur utérine s'allume. A cette époque, dit l'auteur de la Philosophie de la Nature, Messaline, tourmentée par ses desirs et par ses remords, cherche en s'affoiblissant, le plaisir qui la suit, jusqu'à ce qu'elle achève de mourir.

Il est essentiel de ne pas attendre la fureur utérine ni même l'andromanie qui la précède, pour prévenir les dérangemens que les jouissances solitaires produisent dans l'économie animale : dès les premiers symptômes de cette dégradation, une mère ne doit point perdre de vue sa malheureuse fille un seul instant ; il faut l'assujétir à un travail qui occupe toute l'activité de son entendement, la priver de toute lecture qui n'auroit rien de sévère, et, autant qu'il est possible, lui dérober la vue des hommes.

C'est sur-tout la nuit que le danger qu'on veut fuir se manifeste davantage. Il seroit peut-être à propos qu'une mère tendre, jusqu'à ce qu'une habitude perverse fût rompue, admît sa fille dans son propre lit, et surveillât ses mouvemens jusques dans les bras du sommeil.

Il est de ces mères respectables qui ont poussé cette austère surveillance jusqu'à lier pendant la nuit les mains d'un enfant qui leur étoit cher et qui l'ont ainsi sauvé malgré lui de la douleur, de l'opprobre et de la mort.

L'incontinence, quand elle n'est pas arrêtée dans son principe, conduit les filles à tempérament à cet amour insensé des hommes, que la médecine caractérise sous le nom de *Nymphomanie*. Les symptômes de cette maladie, vraiment physique, se manifestent à tous les regards : un œil fixe et hagard, une peau sèche et livide, beaucoup de mobilité dans le système nerveux, sur-tout une pente invincible à des mouvemens qui annoncent l'oubli de la pudeur, caractérisent l'incendie des sens dans la malade. Ce n'est point quand le mal est parvenu à ce période, qu'il faut se flatter de le guérir par des punitions et des châtimens; la seule méthode, du moins pour le pallier, est d'éloigner des regards de l'infortunée tout ce qui peut augmenter l'embrasement de ses organes, de lui faire observer le régime le plus doux et le plus rafraîchissant, et d'attendre la fin des crises pour lui donner avec calme les conseils de la tendresse et de la raison.

Le dernier degré de l'incontinence dans le sexe, est ce qu'on appelle la fureur utérine, maladie peu connue de l'antiquité, puisqu'on n'en voit pas même le nom avant le médecin

Soranus, qui vivoit sous l'empereur Trajan (1).

Nous avons, à cet égard, deux morceaux curieux qui, embrassant à-la-fois les faits sur le mal et les leçons d'une longue expérience sur le remède, nous dispensent de pénibles recherches. C'est un opuscule latin du célèbre Astruc, et un article, très-bien fait, du docteur Chambon, inséré dans l'Encyclopédie (2).

On s'aperçoit de la fureur utérine, quand, à la vue d'un homme quelconque, la respiration de l'infortunée devient plus fréquente, que son regard défie ceux d'un autre sexe en audace, que sa raison se trouble au point de provoquer, même en présence de ses parens, l'être qui peut satisfaire son délire. En vain tente-t-on de la contenir par la force, si l'homme dont la vue irrite ses désirs ne se retire, elle porte ses mains sur elle-même et se déchire sans paroître ressentir de douleur : cette crise terrible se termine d'ordinaire par

---

(1) Voyez Aëtius, *de Contracta ex veteribus medicina*, lib. XVI, cap. XVI, cap. LXXIV.

(2) Voyez *de Furore uterino*, Traité des maladies des Femmes, d'Astruc, tome II, page 337, et l'Encyclopédie méthod., médecine, tome VI, page 536 : c'est le dernier morceau qui est le plus susceptible d'analyse.

une espèce d'anéantissement de la machine, qui tient à la léthargie.

La fureur utérine a diverses périodes. Quand une fille, qui d'ailleurs n'a pas fait divorce avec la pudeur, conserve l'espoir de se guérir par les remèdes qu'indique la nature, elle dérobe avec soin ses accès à tous les regards, elle se mine lentement, mais ne se donne point en spectacle. Dans la suite, le mal augmente de violence, et lorsque la malade s'aperçoit qu'elle ne peut plus résister au double embrasement de son imagination et de ses sens, tantôt elle se jette dans un puits, tantôt elle se précipite dans un fleuve; quelquefois elle a recours au poison, et c'est par le suicide qu'elle tente de se dérober à l'ignominie.

Il faut attribuer à l'état de phlogose où se trouve la matrice, état qui, se communiquant aux viscères qui l'avoisinent, établit un foyer de chaleur dans toute la capacité de l'abdomen, le délire des filles attaquées de la fureur utérine qui les entraîne vers des puits ou vers des rivières. Un instinct irrésistible leur fait désirer une onde qui rafraîchisse leurs sens; elles y trouvent la mort.

Il est d'autant plus vraisemblable d'attribuer à l'état d'inflammation de la matrice les progrès de la fureur utérine, qu'on a remarqué bien plus souvent cette maladie dans les tempéramens bilieux-sanguins, dont le sang étant naturellement plus chaud et plus âcre, a une action plus vive sur le système nerveux.

Les premiers remèdes de ce mal terrible sont donc indiqués par sa nature échauffante. De-là, comme nous l'avons déjà dit dans l'andromanie, la privation absolue de toute liqueur spiritueuse, Astruc y ajoute en particulier le café et le chocolat, la proscription de la vie molle et sédentaire, et sur-tout l'éloignement de la société des hommes, de la lecture des romans et des spectacles.

Les bains chauds qui, en raréfiant le sang, portent, dans l'habitude du corps, une sensation de volupté, sont un des véhicules de la fureur utérine.

On peut y joindre l'habitude dangereuse de dormir sur le dos. Le docteur Chambon a prouvé que, dans cette position, la compression des viscères de l'abdomen sur les grands vaisseaux, s'oppose au retour du sang par la veine cave et à son trajet par l'aorte, il en résulte un engorgement plus considérable dans la matrice, et par conséquent une pléthore qui en augmente l'embrasement.

Lorsque l'accès du mal est modéré, il faut tenter les remèdes qui facilitent la résorbtion du liquide séminal, tels que les bains à une température qui fasse éprouver du frisson, la saignée réunie à un régime de boissons gazeuses et acidules.

Quand l'accès est violent, la médecine offre des secours bien peu actifs, à moins qu'on n'évacue promptement la semence qui engorge les réservoirs. Les anciens conseilloient, dans les grandes inflammations de ce genre, de tirer du sang jusqu'à perte de connaissance; des bains froids et refroidis encore après et pendant l'immersion par l'addition de la glace, les cataplasmes composés de substances narcotiques sur la région hypogastrique, l'opium donné à petite dose, servent encore, en diminuant le paroxysme, à empêcher que la désorganisation ne se porte jusque dans l'entendement.

Quel que soit l'accès, violent ou modéré, il est bon de faire un grand usage pour boisson d'eau de laitue, de recourir aux injections froides où l'on fera entrer de l'agnus castus, de la lentille d'eau et même de la jusquiame, de la ciguë, de la mandragore, des concombres, des melons et du pourpier.

On a long-tems traité la fureur utérine avec

le safran ; comme cette substance rend la circulation des fluides plus active et accélère le cours des esprits animaux, c'étoit tenter de guérir le mal avec ce qui doit augmenter sa violence : le camphre, qui a une vertu calmante, vaudroit mieux, sur-tout mélangé avec des substances qui rafraîchissent, telles que le nitre ou le vinaigre.

Quoique la fureur utérine commençante se guérisse d'ordinaire par les plaisirs du mariage, on observe, de tems en tems, que ces plaisirs même peuvent en aggraver les paroxysmes : l'expérience le prouve, par rapport aux femmes dont la fibre est sèche et le sang privé de sérosité : le mariage alors les rend plus malades que le célibat. L'homme de l'art, en ce cas, n'a recours qu'à un régime antiphlogistique, tel que la saignée, les bains de siége, les cataplasmes rafraîchissans et les injections du même genre.

Il y a des circonstances terribles où, lorsque le mal se porte à l'entendement et peut faire craindre la démence, on est obligé de raser la tête de la malade et de la couvrir de linges imbibés d'eaux acidules, à la température la plus voisine de la glace. M. le professeur Dubois, dans ces derniers tems, a guéri une jeune fille par l'excision du clitoris.

Heureusement pour la nature humaine, la fureur utérine est une maladie très-rare et presque inconnue à la campagne, à cause de l'exercice violent qui amène l'équilibre des fluides animaux : sa cure, dans les grandes villes, n'est point au-dessus des efforts de l'art, quand on prend cette maladie à sa naissance ; sur-tout il ne faut jamais oublier que les plaisirs solitaires, conseillés par le libertinage, sont un remède plus dangereux que le mal même, et qu'on l'attaque toujours avec succès par l'union prudente du régime de la raison, de la médecine et de la morale.

CHAPITRE VI.

De la Femme dans l'état du mariage.

L'épouse qu'il choisit partage ses travaux ;
De l'ami de son cœur, elle adoucit les maux :
Ses enfans sont sa joie ; ils seront sa richesse.
Il verra leurs enfans entourer sa vieillesse.
Et, sous son front ridé, rappelant la gaîté,
Prêter encore un charme à sa caducité (1).

Enfin le vœu de la nature va s'accomplir ; le cœur parle, la loi devient son interprète, et

(1) *Saisons* de St.-Lambert, chant II.

les deux époux paient la même dette à la patrie et à l'amour.

Le mariage est vraiment le mode primitif d'existence pour la femme, et voilà pourquoi, quand elle s'écarte de cet état de nature, les législateurs, chez tous les peuples qui ont fait quelques progrès dans la civilisation, ont tenté de l'y ramener par des institutions qui mettent le célibat au rang des épidémies sociales.

On aime Lycurgue quand il ravale au-dessous de la classe des citoyennes, quand il assimile presqu'à des femmes d'ilotes, les Lacédémoniennes qui n'ont pu inspirer à un homme des désirs légitimes !

On aime César défendant aux femmes romaines qui, arrivées à l'âge de quarante-cinq ans, n'ont ni enfans ni époux, de porter des pierreries et d'aller en litière. Il connoissoit bien le cœur humain, ce grand législateur qui attaquoit le célibat par la vanité ; il étoit sûr de réussir, tandis que d'autres, en n'employant que des peines physiques, avoient échoué.

On aime Louis XIV qui donne des encouragemens aux familles dont la population excède les calculs ordinaires ; et je m'étonne que cette belle institution de l'ancien régime, n'ait pas été adoptée par les législateurs français (1).

En général, un des premiers élémens de l'ordre social, est la réunion des sexes organisés par la loi; et, à cet égard, il ne faut point oublier le mot admirable du chancelier Bâcon : « Que la femme unie à l'homme par des nœuds légitimes, est sa maîtresse dans sa jeunesse, sa compagne dans l'âge mûr, et sa nourrice dans sa vieillesse. »

Le besoin d'encourager les mariages est tellement impérieux en politique, qu'on a vu quelquefois des hommes sages s'écarter exprès de la décence, pour aller plus sûrement à la population. Quand un mariage, à Sparte, n'atteignoit pas le but naturel, celui de la fécondité, la loi de Lycurgue autorisoit l'époux foible ou mal organisé à céder ses droits à un guerrier vigoureux.

Une contagion, dans le seizième siècle, ayant exercé, en Islande, ses ravages principalement sur les femmes, une ordonnance des rois de Danemarck autorisa les filles islandaises à

---

(1) Grâces soient rendues à celui qui, par un décret, donnait à un père chargé de sept enfans la permission d'en placer un à son choix au Lycée.

faire jusqu'à six bâtards, sans porter atteinte à leur honneur (1). Dans ces deux circonstances on crut que l'intérêt général devoit faire plier les mœurs devant la première dés lois sociales.

Pour mettre quelqu'ordre dans ce chapitre important, qui traite de la femme dans l'état naturel du mariage, je vais présenter en peu de mots la filiation d'idées qui m'a conduit aux différens articles qui forment sa division.

Quoique la nature et l'ordre social appellent indistinctement tous les individus des deux sexes au mariage, on ne peut se dissimuler qu'il existe des défauts d'organisation, des maladies héréditaires, ou même de simples incommodités contagieuses, qui doivent en éloigner; car si le but de la nature n'est pas rempli, l'union conjugale peut être considérée comme un délit aux yeux de la politique; de là, le droit des individus des deux sexes de consulter, outre l'amour et les convenances sociales, d'autres principes encore pour subir les lois du mariage.

---

(1) *Histoire naturelle de l'Islande et du Groënland* par Anderson; tome premier. L'expédient réussit; l'Islande se repeupla, et alors l'ordonnance fut révoquée.

A ces causes physiques se joignent encore des raisons morales qui doivent influer singulièrement sur le bonheur, quand il s'agit d'assortir des époux.

Le mariage terminé, une nouvelle carrière se présente à la tendre sollicitude d'une femme: il faut qu'elle ait le courage d'adopter, dans l'usage des plaisirs, des lois de modération qui en assurent la durée jusqu'au dernier terme assigné par la nature à sa fécondité.

Les peines ainsi que les plaisirs entrent dans les élémens du mariage : il en est un grand nombre de physiques qui ne sont que du ressort de la médecine; telles sont, en particulier, les incommodités qui naissent de ce même flux menstruel sans lequel une femme ne peut espérer devenir mère. Tantôt les règles manquent, tantôt elles deviennent immodérées; quelquefois elles prennent une autre route que celle qu'indique la nature. Leur suppression dérange tout l'ordre de l'économie animale, et les pertes conduisent au polype de la matrice. Outre ces maux que produit le dérangement du flux périodique, il en est d'autres, comme les fleurs blanches, l'hystérie qui peuvent devenir le fléau du bonheur, et qui, à ce titre, méritent de trouver place dans cet ouvrage.

Après avoir parlé des incommodités qui peuvent être étrangères à une constitution bien organisée, il faut dire un mot de celles qui sont naturelles au mariage, telles que la grossesse, le danger d'avorter, l'accouchement et ses suites ; mais un mot suffit, car s'il falloit traiter un sujet aussi important avec quelqu'étendue, je craindrois de ne faire encore que l'effleurer, en y consacrant un volume. Un des derniers objets de ce chapitre est le défaut qui contredit le plus le but primordial de la nature, c'est-à-dire la stérilité. De-là, la nécessité de discuter un moment s'il est, dans la physique médicinale, des moyens d'embraser des sens morts pour l'amour ; c'est-à-dire si la stérilité d'un sexe et l'impuissance de l'autre peuvent être guéris par des aphrodisiaques.

Ces considérations nous conduisent à diviser ce chapitre en cinq articles : le premier traitera des défauts d'organisation, des maladies héréditaires ou contagieuses, et des causes morales qui doivent éloigner le sexe du mariage ; le second, de l'usage salutaire des plaisirs dans l'union des sexes ; le troisième, des maladies étrangères à une bonne organisation, qui résultent de la jouissance ; le suivant, des incommodités essentielles à l'état d'une femme mariée; et le dernier, de la stérilité et des aphrodisiaques.

ARTICLE PREMIER.

Des Défauts d'organisation; des Maladies héréditaires ou contagieuses, et des causes morales qui doivent éloigner le sexe du mariage.

Une femme doit obéir à la nature et à la loi sociale, qui lui enjoignent d'être mère; mais cette obéissance doit être raisonnée: malheur à elle si, appelée à contracter des nœuds que la décence l'empêchera de rompre, elle marche à l'autel comme une victime!

Puisque les deux sexes ne doivent s'unir par des liens légitimes que dans l'intention de perpétuer l'espèce humaine, il est évident que quelque sacrée que soit la voix des pères, quelqu'attraits qu'offrent les convenances sociales, si l'un des deux individus destinés à l'hymen a des défauts d'organisation ou des maladies qui s'opposent au but de la nature, l'autre doit avoir le courage de le rejeter.

Le principal défaut d'organisation de la part

de la femme, est le peu de capacité du bassin ; car alors, l'enfant ne peut arriver vivant à la lumière que par l'opération césarienne ou la séparation de la symphise des os pubis ; opération inventée par le docteur Sigaud, accoucheur. Cette sorte de conformation défectueuse ne se fait apercevoir, d'ordinaire, que dans les personnes contrefaites à qui le célibat est ordonné tout à-la-fois par la politique et par la nature.

Les défauts d'organisation dans l'homme viennent de l'impuissance : quand celle-ci est naturelle, il est difficile à une fille bien née de la pressentir, et encore plus de la déclarer : c'est alors qu'une femme mariée sans l'être doit gémir en secret ; car ici la pudeur est encore plus forte que l'attrait du plaisir, et il faut que la politique des sociétés cède à la morale.

Il est une autre impuissance née de l'effroyable fléau des maladies vénériennes ou des remèdes violens destinés à les faire disparoître, ainsi que des opérations chirurgicales avec lesquelles on voile sa nullité dans l'art de les guérir : celle-là peut être pressentie par une fille destinée à l'hymen, quand elle appelle de tous côtés la lumière sur la jeunesse de son futur époux; si les soupçons ne sont pas démentis par les faits, ne fût-ce que des soupçons, elle ne doit point s'exposer au danger de mettre en péril son bonheur, sa santé et sa vie, en s'unissant à un homme mutilé, nul ou malsain.

On doit regarder les maladies héréditaires qui se propageroient par les jouissances légitimes, comme un nouvel écueil pour le mariage.

A la tête de ces maladies qui dénaturent l'espèce humaine, il faut mettre la phthysie. Mille exemples, constatés par une médecine éclairée, démontrent que les malades de cette classe transmettent à la postérité le vice organique de leurs poumons. D'ailleurs le phthysique, par son tempérament, appelle la jouissance et meurt par elle. Le mariage est donc pour lui un assassinat : s'il a contracté ce mal de ses pères, il doit, pour prolonger quelques années d'une existence douloureuse, rester dans le célibat; s'il l'a acquis depuis son mariage, il ne doit plus être que l'ami de sa moitié (1).

(1) Les pelisses qui ont servi aux malheureux, morts de phthysie, peuvent donner cette cruelle maladie à

Je serois tenté de mettre au rang des maladies qui doivent éloigner une femme sensée de contracter des nœuds d'hymen, cette goutte qui, d'après les oracles de la médecine, se perpétue au-delà de la sixième génération : cette pierre égalèment héréditaire, qu'on ne guérit radicalement que par des opérations effrayantes qui alarment la sensibilité. D'ailleurs, comment une épouse tendre se permettroit-elle d'inviter au plaisir l'époux qui n'en recueilleroit que le redoublement de ses douleurs; car il est bien démontré que la jouissance accélère le retour périodique des accès de goutte, et qu'en accumulant les humeurs dans la région des reins, elle accroît la véhémence des atteintes de la pierre.

La maladie scrophuleuse, née des humeurs dégénérées qui obstruent les vaisseaux capillaires des glandes, et que le vulgaire connoît sous le nom d'écrouelles, se propagent évidemment par la voie de la génération, met encore, jusqu'à la certitude d'une guérison radicale, un grand obstacle au mariage.

Il fut un tems de superstitions et d'erreurs,

---

ceux qui ont l'imprudence de les porter. J'ai lu plusieurs observations qui attestent ce fait.

où la lèpre, étant très-commune en Europe, le pape Alexandre III, consulté par des femmes timorées osa décider que non-seulement cette maladie hideuse ne rompoit pas les nœuds de l'hymen, mais que même une épouse n'avoit pas le droit de refuser le devoir conjugal à un époux lépreux qui sollicitoit ses faveurs (1). Un roi de Danemarck, meilleur politique que le souverain pontife, donna, le siècle dernier, une ordonnance qui, dans une pareille circonstance, cassoit le mariage. La politique et la religion devroient concourir à redoubler de sévérité, s'il s'agissoit d'une de ces lèpres portées à leur dernier période de violence, telle que celle qui semble indigène sur les bords du Nil, et que nous connoissons sous le nom d'éléphantiasis.

L'épilepsie, quand elle est connue, porte avec elle son antidote : il est peu de femmes assez aguerries contre l'instinct de la nature, pour consentir à devenir la compagne d'un infortuné en proie à cette maladie, sur-tout quand elle a eu le spectacle effrayant de ses paroxysmes. Ce préjugé si naturel se détruira

---

(1) C'est une faculté de médecine, et non pas un pape qu'il aurait dû consulter.

d'autant moins, qu'elles apprendront des hommes de l'art que les accès de ce mal cruel se renouvellent quelquefois au sein même de la jouissance ; cependant la proscription absolue du mariage ne sauroit être prononcée pour l'épilepsie. On a observé qu'il y en avoit une accidentelle qui ne venoit que de l'abondance du fluide séminal, de ses stases et de son acrimonie : cette espèce d'épilepsie, née du célibat, ne se guérit que par le mariage.

Il faut joindre à toutes les causes qui motivent essentiellement la répugnance du sexe pour contracter des nœuds légitimes, le simple somnambulisme, à cause des attentats que le malade peut commettre en songe, et dont la seule idée l'effraieroit à son réveil : et encore plus la démence, quelque foibles et peu répétés qu'en soient d'abord les accès ; car l'ordre social ne veut pas que la femme ait en tutelle le chef de famille, et que l'asile sacré de l'union conjugale offre le tableau des Petites-Maisons.

Outre ces causes physiques d'éloignement, il en est quelques morales qui doivent influer sur le choix d'un époux, quand une femme a des principes, quand le bonheur de tout ce qui l'entoure lui est cher, quand elle ne se fait pas un jeu d'intervertir l'ordre, en s'appuyant des institutions politiques qui osent multiplier les raisons de divorce.

En général, une femme sage et prudente doit fuir l'union avec un homme qui, parvenu jusqu'à quarante ans, a toujours été valétudinaire; car, à cette époque, la nature n'a plus assez d'énergie pour remonter la machine animale; l'hymen qui rajeunit l'être bien organisé, tue l'individu cacochyme qui veut cacher sa foiblesse dans la jouissance. Aussi ne conseillerai-je jamais d'accepter la main d'un individu qui a hérité de ses pères, ou contracté par son intempérance, une maladie nerveuse portée à un haut degré de violence. Une expérience fatale démontre que ce mal, quand il est invétéré, dénature le caractère, qu'il le force à être à-la-fois petit et impérieux, comme dans l'eunuque, qu'il rend odieux à lui-même et à tout ce qui l'environne. Quelles que soient d'ailleurs les bonnes qualités des deux époux, les maladies nerveuses deviennent toujours à la longue le poison lent des mariages les plus unis.

Je désirerois qu'on fît entrer, comme un des élémens des bons ménages, une sage proportion entre l'âge des deux époux; malgré les vœux indiscrets des amans qui ne songent qu'aux jouissances du moment, il est bon que celui qui doit être le chef de la famille obtienne, par un plus grand nombre d'années, cette sorte de prépondérance qui doit lui servir à y entretenir l'harmonie. Cette différence d'âge me semble dans une juste proportion, quand elle n'est pas moindre de dix ans, ni plus forte que quinze à vingt; car la femme cessant d'ordinaire de concevoir à quarante ans, et l'homme d'engendrer à cinquante-cinq ou soixante, ces vingt ans d'intervalle conduisent à l'équilibre de la nature; mais si vous intervertissez l'ordre de l'échelle, ou que vous en franchissiez les degrés, tous les rapports disparoissent. Une femme de trente ans qui s'unit à un adolescent de quinze, semble une mère incestueuse qui épouse son fils : une jeune personne de vingt ans qui donne sa main à un sexagénaire, est une femme qui se condamne à être veuve du vivant de son époux, ou à devenir sa garde-malade.

S'il étoit permis à une fille qui sent son cœur ou qui doit céder à l'amour d'un père, de raisonner sa tendresse, il ne seroit point indifférent à son bonheur de chercher à croiser, soit les races, soit les caractères. Par exemple, on remarque que l'habitant des villes est plus en harmonie avec une femme de la campagne, que l'imagination des beautés du Midi s'allie sans peine avec le flegme des hommes du Nord. Toutes ces nuances n'échappent pas au philosophe qui connoît un peu la nature humaine, et il est bon de les faire pressentir dans le cours de cet ouvrage.

Après avoir rendu difficiles les avenues du mariage, voyons, quand une fois une femme bien née les a franchies, s'il est dans la raison et dans la médecine des moyens d'en prolonger les douces jouissances jusqu'à la fin de sa carrière.

Article II.

De l'usage salutaire des plaisirs dans l'union conjugale.

L'écueil ordinaire des mariages est dans l'idée si naturelle aux femmes, que le plaisir est l'essence des nœuds qu'elles contractent; que ce plaisir, malgré l'affoiblissement des organes, doit toujours avoir la même intensité, et qu'en dépit des ravages du tems, il doit les suivre jusqu'à la fin de leur carrière.

Cette croyance si funeste occasionnerait

moins de désordres dans les ménages, si, dans les villes sur-tout, où tout est sacrifié aux futiles convenances de fortune, on ne marioit pas les filles à un âge où, avec la fleur de l'enfance, elles en ont encore tous les préjugés.

On voit, par les écrits qui nous restent du premier disciple de Socrate, et de l'instituteur d'Alexandre, que les Grecques qui ont été des héroïnes ne s'étoient guère mariées avant trente ans. Rome république, au tems même de sa décadence, notoit d'infamie les personnes des deux sexes qui connoissoient la jouissance avant l'âge de vingt ans (1); au moyen de ces sages institutions, l'homme n'engendroit et la femme ne concevoit que lorsque leurs corps vigoureux avoient pris tout leur développement; et ce qui nous intéresse le plus ici, on étoit assuré qu'au sortir des autels le couple, moins livré à l'effervescence de ses sens, savoit que les plaisirs n'étoient que l'accessoire du mariage, et que le délire de l'amour n'étoit qu'un engagement aux yeux de la patrie pour devenir bon époux, bon père et bon citoyen.

Mais la philosophie ne corrige jamais les états qui ont perdu leur morale, et il faut ef-

(1) César, *de Bello gallic.*, lib. VI, cap. II.

frayer, par quelques faits, les jeunes personnes du sexe qui n'envisagent que le plaisir du moment dans les douces espérances de la maternité.

Autant l'usage modéré des plaisirs des sens contribue à donner une santé vigoureuse, autant leur abus altère l'organisation dans ses principes, et fait arriver, par la douleur, à une vieillesse anticipée.

Il seroit d'abord d'une haute sagesse pour une fille obligée avant vingt ans de subir le joug du mariage, d'attendre cette époque pour supporter sans péril le poids de la maternité, et si son cœur ou les désirs d'un époux en accélèrent le moment, il est du moins essentiel d'attendre que l'évacuation périodique soit bien établie, et à des époques fixes, afin de ne pas trouver dans le plaisir le germe de la douleur et le pressentiment de la stérilité.

La carrière du plaisir une fois ouverte, une femme à qui son époux est cher doit savoir de tems en tems la fermer avec courage, mais sans caprice : elle trouve elle-même son intérêt à laisser toujours quelqu'étincelle de désir, plutôt qu'à les éteindre.

D'ailleurs, la femme qui exige trop condamne à la longue l'époux le plus vigoureux à l'impuissance. La physique animale démontre que la perte immodérée du fluide séminal détruit la transpiration insensible, le plus puissant véhicule de la santé; appauvrit la masse du sang, et devient le germe du marasme et de l'hydropisie.

On a fait, à cet égard, des calculs propres à effrayer la sensibilité conjugale : on a prouvé qu'une once de fluide reproductif affoiblissoit plus l'homme qui le perd, que quarante onces de sang, et que souvent une nuit n'étoit pas réparée par un mois de repos.

Ces pertes de l'amour physique ont bien moins d'influence sur les femmes, parce que le fluide qui chez elles concourt à la génération n'est point repompé dans la masse du sang, et qu'en général le tempérament du sexe, par la raison qu'il est plus humide, doit être plus froid, sur-tout quand il n'acquiert pas, dans le vide d'une vie oisive et sédentaire, la disposition aux maladies nerveuses, qu'il n'embrase pas son imagination par des lectures immorales, et qu'il ne s'avise pas de raisonner la volupté.

Mais par la raison que l'usage immodéré du plaisir a une influence moins fatale sur la santé de la femme, elle doit avoir la générosité de se vaincre par tendresse pour son époux ; et cette générosité est d'autant mieux entendue, qu'elle tourne au profit même de l'amour : les plaisirs qu'elle sacrifie dans l'âge où les sens sont dans un perpétuel délire, se trouveront dans l'âge plus froid de la maturité ; elle se prive au printems pour jouir encore à l'entrée de l'hiver.

Je ne parle point ici de ces excès que l'on tolérer oit à peine dans la plus effrénée des courtisanes, de ce jeune ami de Boërhaave, qui, épuisé par sa femme au sortir de l'autel, mourut dans le délire de ses premières jouissances. De tels événemens sont si rares, ils supposent un égoïsme si révoltant dans un premier amour, qui n'existe d'ordinaire que quand il se partage, qu'il faudrait à peine les citer dans un code, pour épurer les mariages.

Mais je dois ne jamais laisser perdre de vue à une jeune épouse, que le plus foible excès en amour, quand il est souvent répété, est un poison lent pour son époux : d'ordinaire il conduit à la consomption dorsale dont parle le père de la médecine grecque. Cette maladie, ainsi nommée parce que le foyer du mal semble dans la moëlle de l'épine du dos, est d'autant plus dangereuse que rarement, sur-tout dans son origine, la fièvre l'accompagne; mais on maigrit lentement, on se consume par degrés, on contracte un dégoût général pour les alimens les plus sains. Dans la suite, le mal redouble de violence, le corps se courbe comme dans la vieillesse, et devenu avant l'âge inhabile à la génération, on termine une carrière importune par la longue mort de la paralysie.

Je n'ai parlé jusqu'ici que de l'abus des plaisirs des sens; mais il est des circonstances où même l'usage modéré devient un délit, quand il est provoqué par une femme égoïste. La médecine reconnoît des maladies dont la cure radicale exige la privation absolue de la jouissance : tels sont les maux de poitrine, la naissance des ulcères du poumon, les douleurs habituelles de la pierre ou de la gravelle : embraser alors les sens d'un époux, c'est presque l'assassiner.

Le péril est le même lorsqu'on abuse de la convalescence d'un homme après une longue maladie qui a épuisé ses forces : l'usage le plus modéré du plaisir amène d'ordinaire la rechute et souvent la mort.

Enfin, quand un époux approche de l'âge des sexagénaires, une femme qui veut conserver le père de ses enfans, doit s'en tenir avec lui à la simple et touchante amitié : à cette époque, on ne peut se dissimuler que le fluide reproducteur ne se forme que pour réparer les forces qui se perdent journellement : si vous ôtez à la conservation des organes ce que vous destinez au plaisir, il en résulte les agitations involontaires des nerfs, l'engourdissement dans les actions musculaires, l'épuisement total, précurseur de la mort.

Je terminerai cet article, si essentiel pour épurer l'union conjugale dans les cœurs dignes de s'estimer, par quelques passages de la *Philosophie du Bonheur*, ouvrage que les êtres sensibles ont appelé le Code du Mariage.

« Une femme qui veut, jusqu'à la fin de sa » carrière, être l'idole de son époux, garde » pour elle l'empire exclusif sur le plaisir, se » rend jalouse de son estime, en craignant de » le provoquer, et au milieu même du délire » de ses sens, fière d'une pudeur qui doit » survivre à tous les naufrages, s'appartient » encore assez pour commander au père de » ses enfans.

» Afin de tenir un mari sensible et fier à une » distance respectueuse, et de l'empêcher de » porter le despotisme jusqu'au sein de la vo-

» lupté, elle abolit, jusqu'à l'approche de l'hi-
» ver des ans, l'usage si absurde et d'ailleurs
» si mal-sain du lit nuptial.

» Il lui importe d'être avare de ses faveurs
» quand on y met un grand prix, et sur-tout
» quand on paroît les dédaigner ; car laisser
» avilir par l'abandon ce qui n'a de charmes
» que par une douce résistance, c'est rendre
» inutiles à la félicité jusqu'aux premiers élé-
» mens qui la constituent.

» Qu'on ne parle point de ce que la supersti-
» tion sacerdotale appelle le devoir conjugal :
» il n'existe qu'un devoir dans l'amour comme
» dans le mariage, c'est que l'être le plus fort
» sache attaquer, et que l'être le plus foible
» sache se défendre.

» Le plus grand fléau de la félicité conjugale
» seroit peut-être si cet ordre essentiel se trou-
» vait bouleversé, si la femme portoit l'audace
» jusqu'à attaquer, et l'homme l'avilissement
» de l'égoïsme jusqu'à se défendre.... — Sexe
» charmant, si sûr de régner par tes grâces
» modestes, d'enchaîner la force par ta tou-
» chante foiblesse, n'intervertis donc point
» les lois précieuses de la nature, ne te dé-
» grade pas jusqu'à provoquer, sans fruit,
» l'être que tes refus agaçans attireront bien

» mieux, ne quitte pas ce beau rôle de femme, » par lequel l'univers est à tes pieds, pour » prendre celui de l'homme, auquel, malgré » le talent de Ninon même, tu ne ne réussiras » jamais.

» Cependant ne perdons pas de vue que l'é- » pouse une fois tranquille sur les attentats de » l'amour, ne doit point porter, je ne dis pas » la réserve, mais l'appareil fastueux de la » réserve, au point d'éteindre, jusque dans » son foyer, la flamme vertueuse d'un époux : » du moment qu'elle veut se ménager un » avenir heureux, elle doit être chaste sans » être froide, sur-tout montrer de la décence » sans caprice; car l'inégalité est un poison lent » dans les mariages comme dans les démo- » craties, elle voile l'innocence du cœur et » médit de la vertu.

» Enfin, le tems vient avec ses doigts de » plomb amortir tout ce que la nature a mis » de feu principe dans les organes de l'homme » et dans son intelligence.—Vertueux et sage » époux, n'attendez pas que l'homme vous » quitte pour le quitter vous-mêmes : n'em- » ployez pas sa puissance à couvrir la nul- » lité, et ses feux générateurs à vivifier un » cadavre.

» Il m'en coûte de dire des vérités cruelles ;
» mais ces calculs sévères sont loin de favoriser le prestige qui prolonge, jusqu'aux portes de la tombe, les amours des époux ; quand l'être qui a en partage les grâces a atteint quarante ans, quand celui dont l'apanage est la force ajoute plus d'un lustre à son demi-siècle, la carrière est remplie, et les deux athlètes, de concert, doivent fermer la barrière (1). »

ARTICLE III.

Des maladies étrangères à une bonne organisation, qui peuvent résulter du mariage.

La première et la principale de ces maladies est la suite des accidens divers de ce même flux menstruel, sans lequel une personne du sexe ne peut devenir mère, sans lequel elle ne sauroit prétendre au titre de femme. J'ai parlé, dans un des chapitres précédens, de la difficulté de l'éruption des règles au commencement de la puberté, et des dangers de leur suppression subite au milieu de leur cours.

---

(1) *Philosophie du Bonheur*, tome II, page 173.

Il est d'autres incommodités de ce genre qui tiennent plus directement au mariage, et dont le traitement doit ici trouver sa place.

L'absence des règles est un des premiers phénomènes du mariage, et l'un des plus intéressans, parce qu'il annonce la fécondité; mais, quoique dans les personne bien organisées elles cessent d'ordinaire dès l'instant de la conception, il n'est pas rare de les voir subsister encore, quoiqu'avec moins d'abondance, trois mois après, quelquefois quatre, et même pendant tout le tems de la grossesse; il n'y a rien d'alarmant dans un pareil état, et il faut laisser tout faire à la nature.

Cette absence du flux menstruel inquiète souvent, sur-tout quand une femme a des motifs pour ne pas croire à sa grossesse; mais il est bon de lui faire observer que si elle est sujette à des évacuations extraordinaires, telles que le flux hémorroïdal ou l'hémorragie, la nature s'est dédommagée, et qu'il n'en résultera aucun désordre dans son tempérament: un médecin célèbre d'Edimbourg a même prouvé que l'habitude d'une transpiration forcée peut remplacer quelquefois le flux périodique, comme l'atteste l'expérience d'un grand nombre de danseuses, qui n'en ressentent aucune incommodité, et qui n'en sont pas moins propres à concevoir (1).

L'absence des règles dans une femme n'est donc pas toujours un motif de recourir à la médecine ; il suffit d'ordinaire de vivre d'alimens sains, de faire un exercice léger, et sur-tout de respirer un air libre, sec et un peu froid, pour les faire reparoître.

Si la suppression continue et que l'incertitude de la grossesse soit la même, un homme de l'art, s'il est sage, attendra encore pour la traiter le cinquième mois, époque ou les signes de cette grossesse sont plus sensibles ; et si ce sont des causes extraordinaires qui ont influé sur cette incommodité, il attendra encore, pour la faire disparoître, le tems précis de l'éruption des règles, comme le moment que la nature indique pour le succès des crises, ce qui lui sera aisé en calculant les périodes depuis qu'elles ont cessé.

La suppression une fois reconnue comme l'effet d'une cause accidentelle, son traitement varie suivant les symptômes différens que la maladie fait apercevoir.

---

(1) *Médecine domestique* de Buchan, tome IV, chap. L.

Des pesanteurs dans la région des lombes, de la gêne dans la respiration, des gonflemens dans l'estomac, des coliques, annoncent que cette suppression tient au relâchement des solides, et indique, comme moyen de les fortifier, l'usage du quinquina ou d'une infusion de deux ou trois onces de limaille de fer dans une pinte de bière douce, dont le mélange est prolongé pendant une quinzaine de jours dans un lieu chaud, et qu'on prend, par dose d'un verre, deux fois par jour (1).

Si la suppression vient d'un sang visqueux, suite d'une constitution pléthorique, il faut avoir recours au petit-lait, à la saignée aux sangsues, et sur-tout auxremèdes évacuant qui divisent et atténuent la masse des humeurs.

En général, les suppressions, dans les cas qui ne sont pas graves et lorsque la femme est d'ailleurs très-saine, cèdent quelquefois à la seule vapeur d'eau chaude, sur laquelle on fait asseoir la malade, aux fomentations et aux lavements laxatifs; mais le mal est infiniment plus rebelle quand il se complique avec d'autres incommodités plus graves, dans

---

(1) Ou suivez le procédé indiqué dans la note qui est aux pages 140 et 141.

ce cas, c'est le principe morbifique qu'il faut d'abord s'attacher à combatre, ensuite on fortifie la malade, et les règles reparoissent.

Les règles ne se suppriment pas seulement dans les femmes valétudinaires ; quelquefois aussi elles se dévoient, c'est-à-dire que quittant la route indiqué par la nature, elles s'échappent périodiquement par le nez, par les yeux; par les oreilles, par les doigts, par la peau, dans ces cas là il s'élève sur ces organes une tumeur inflammatoire douloureuse et rénitente, qui s'ouvre et se ferme tous les mois : on rappelle les règles à leur siége ordinaire par des décoctions émollientes, des saignées de pied et des sangsues ; mais on ne peut attendre des succès de l'art de la médecine que quand le mal n'est point invétéré : si les routes insolites du flux menstruel sont frayées depuis longtems, il y a du danger à cicatriser les plaies, il faut abandonner le tout à la nature.

Les règles dévoyées sont très-rares ; il n'en est pas de même des règles immodérées : les femmes aisées des grandes villes, qui se nourrissent de mets succulens, qui font usage de liqueurs spiritueuses, qui entretiennent, par les passions violentes, leur sang dans un état continuel de dissolution, sont très-sujettes aux règles immodérées : les suite de cette incommodité sont la pâleur du teint et la foiblesse, l'enflure des pieds, et quelquefois, lorsque l'on néglige d'y porter remède, la consomption et l'hydropisie.

On remédie à l'abondance des règles par une diète légère et rafraîchissante, et par l'usage d'une eau de riz ou bien d'une boisson composée avec la racine de grande consoude ou de mille-feuilles : si ce régime est inefficace, on aura recours à des astringens plus actifs. On vante, en pareil cas, et sur-tout quand l'estomac est foible, un mélange d'une once de teinture de rose avec dix gouttes de laudanum liquide de Sydenham.

Les pertes sont une des incommodités les plus dangereuses et malheureusement les plus communes parmi les femmes : il y en a de deux espèces : ou l'écoulement est abondant, et alors il se nomme *hémorragie de la matrice;* ou il est médiocre, mais alarmant par sa durée, et il est connu sous le nom de *stillicidium* ou de *suintement.*

Les causes immédiates des pertes sont la trop grande dilatation, ou la dilatation trop longtems prolongée des appendices veineuses de la matrice, les gerçures qui dérivent de l'âcreté des fleurs blanches, l'abus des injections corrosives, les déchirures qu'entraînent les accouchemens laborieux, et les fausses couches, toutes causes qui sont favorisées par de violens accès de fièvre, des diarrhées, des passions violentes, et sur-tout l'abus des plaisirs du mariage. Dans toutes les pertes, le sang devenant plus rare, les fibres musculeuses tombant dans l'atonie, il n'est pas étonnant que la malade soit pâle, que son pouls soit lent et foible; que les extrémités du corps deviennent froides; de-là aussi les obstructions dans les viscères du bas-ventre, une sorte de marasme et la cachexie.

Le traitement de l'hémorragie de la matrice demande les plus grandes précautions : le mouvement et la chaleur doivent être absolument interdits : on place la malade sur un lit, la tête très-basse, et de manière que le corps, sans action, repose sur un simple sommier de crin; car le duvet, ou simplement la laine, mettroit en effervescence le sang qu'on veut rafraîchir; ensuite on saigne au bras et même plusieurs fois, quand le danger est imminent et que les forces ne sont pas épuisées; d'heure en heure on fait prendre trois ou quatre cuillerées de suc de plantes astringentes, et dans les intervalles un verre d'infusion de mille-feuilles où l'on a jeté un peu de sirop de grande consoude et huit ou dix gouttes d'eau de Babel.

Le régime, au commencement du traitement, doit être très-sévère : il consiste dans un bouillon pris à froid, quand on est sur le point d'entrer en foiblesse.

Lorsque le mal est rebelle, on est contraint quelquefois de courir aux bains de pieds, dans une eau dont la température est au degré de zéro du thermomètre, aux fomentations froides sur la région du bàs-ventre, et quelquefois aux injections de liqueurs astringentes dans le vagin, telle que le mélange de quatre parties d'eau froide sur une de vinaigre.

Le suintement qui d'ordinaire n'est que l'effet de l'atonie et du relâchement de la matrice, ne demande pas des astringens aussi actifs que pour l'hémorragie de ce viscère : il cède d'ordinaire à des compresses trempées dans du vinaigre froid qu'on applique sur le pubis, et à une vapeur du même fluide jeté peu-à-peu sur une pelle échauffée, qu'on dirige vers la matrice par le moyen d'un entonnoir placé à l'entrée de la vulve : le régime est le même, mais moins sévère que dans l'hémorragie.

quelquefois les pertes négligées ou mal guéries conduisent à des excroissances charnues ou fongueuses, connues sous le nom de polypes de la matrice ou de polypes du vagin : ces accidens sont du ressort de la chirurgie, et on n'y remédie que par la ligature, qui les fait tomber.

Il faut observer que ce double polype est quelquefois la suite d'une maladie vénérienne : quand ce principe contagieux est bien avéré, il est essentiel, pour opérer une guérison radicale, de traiter d'abord la malade pour le virus qu'elle recèle dans son sang : on remarque que, dans cette occasion, il y a peu de succès à attendre du mercure, du sublimé et de toutes les préparations du règne minéral ; il est plus sage de recourir au Rob Anti-Syphilitique, dont il sera parlé à la fin de cet ouvrage.

Quand une fois on a détruit la cause des polypes, des suintemens et des hémorragies de la matrice, il ne faut point s'endormir sur les effets heureux d'une convalescence ; le mal se manifeste de nouveau avec une égale violence, quand on ne travaille pas à en prévenir le retour : il est donc très-important d'interdire, pendant quelques mois, à la malade, tout exercice violent, de lui prescrire l'usage de eaux minérales ferrugineuses, et de lui défendre les plaisirs du mariage.

Outre les pertes, proprement dites, qui font couler ou suinter le sang de la matrice, les femmes sont sujettes à un écoulement d'une humeur laiteuse ou purement lymphatique, que l'on connoît sous le nom de *fleurs blanches :* on l'observe quelquefois dans les filles qui ont eu long-tems à gémir de la chlorose ; mais c'est chez les personnes mariées qu'on le rencontre le plus communément, sur-tout après des couches laborieuses, et quand on a abusé des jouissances du mariage.

Les fleurs blanches n'ont pas toujours la couleur qu'indique leur nom : la matière de l'écoulement est jaune, verte, quelquefois brune, noirâtre ; il est vrai que souvent, dans ces derniers cas, c'est un indice de complication avec un reste de maladie vénérienne qu'on peut bien se déguiser à soi-même, mais reconnaissable pour le médecin instruit.

Quelle que soit la couleur des fleurs blanches, on les voit d'ordinaire précéder ou suivre l'évacuation des règles : quelquefois cependant leur retour est irrégulier et va jusqu'à troubler les périodes menstruelles.

Les femmes attaquées de fleurs blanches se plaignent d'inquiétudes aux jambes, de douleurs dans le dos, de coliques d'estomac : leurs urines déposent un sédiment glaireux ; la négligence à les traiter entraîne les obstructions, quelquefois l'ulcère de la matrice, et presque toujours l'épuisement et la stérilité.

Cette maladie, qui a son foyer dans les grandes villes, vient en général d'une atonie des organes : elle s'entretient par l'habitude de s'asseoir très-bas, ce qui rend les humeurs stagnantes dans les vaisseaux de la matrice, par l'usage immodéré du thé ou du café, sur-tout des chaufferettes, et par le peu de modération dans les jouissances.

Un estomac délabré, un vice scorbutique, quelquefois de simples peines d'esprit, quand elles ont certain degré de gravité, amènent cette atonie de viscères, principe des fleurs blanches : quand la maladie n'est pas compliquée, que l'écoulement est faible et qu'il n'est pas accompagné d'une sensation douloureuse, il en résulte peu de danger ; mais lorsque le mal est invétéré, qu'il marche sans intermittence, que le sujet est valétudinaire, ou qu'il a un tempérament embrasé, toutes les lumières de la médecine échouent d'ordinaire dans le traitement.

Il faut ajouter que, vers l'époque du tems critique et après, lorsque cette maladie invétérée a résisté à tous les traitemens, elle semble un cautère nécessaire aux femmes pour les purger de toutes les matières viciées qui ne pourroient séjourner sans danger dans les viscères; c'est alors que la médecine doit être très-circonspecte ; car, à cet âge, des cures qui ne sont pas radicales amènent les ulcères de matrice et la mort.

Le traitement proposé dans la *Médecine domestique* du docteur d'Édimbourg remplit, par son heureuse simplicité, le but qu'on se propose dans cet ouvrage, de se conduire soi-même dans toutes les incommodités ordinaires du sexe, excepté dans les cas de la contagion ou peste vénérienne.

La vie sédentaire ne servant qu'à entretenir l'écoulement des fleurs blanches, il est d'abord important de faire tous les jours autant d'exercice que les forces peuvent le permettre, de ne pas prolonger le séjour au lit plus de six ou sept heures, de faire le sacrifice absolu du thé et du café, et de ne prendre que des alimens solides, nourrissans et de facile digestion.

Le lait, pris pour toute nourriture, a quelquefois suffi pour faire cesser entièrement les fleurs blanches dans les jeunes femmes qui avaient d'ailleurs toutes les apparences de la vigueur et de la santé.

Dans les sujets plus valétudiuaires, on a remarqué d'excellens effets de l'usage d'un vin substantiel, tel que celui de Bordeaux, coupé avec les eaux minérales de Pyrmont, ou simplement avec l'eau de chaux.

Lorsqu'un traitement si simple ne semble pas assez efficace, il faut recourir au quinquina pris en poudre : il y a, dans les pharmacopées, une composition de sel essentiel de quinquina et de rhubarbe, dont une dose, prise tous les jours dans une cuillerée de bouillon, produit d'excellens effets, sur-tout si l'on y joint des lotions froides et l'usage des eaux de Forges, de Passy ou de Pyrmont.

Lorsque les fleurs blanches se compliquent avec le scorbut, c'est le scorbut qu'il faut d'abord traiter; car, en supprimant la cause, l'effet cesse de lui-même. Il en est de même de la maladie vénérienne : le Rob Anti-Syphilitique a guéri radicalement des fleurs blanches d'une nature corrosive, qui avaient été rebelles à tous les efforts de la médecine (1).

Article IV.

Des Incommodités inhérentes à l'état d'une femme mariée.

J'entends, sous ce nom, la grossesse, l'accouchement et tout ce qui constitue l'état d'une femme appelée à la maternité, et qui en remplit les premiers devoirs.

Plusieurs motifs m'engagent ici à la plus grande précision; d'abord les maladies ne sont point les suites nécessaires d'un pareil état. Dès qu'on est bien organisé, il suffit de s'abandonner à la nature pour arriver sans danger à la maternité. Sur les trois quarts du globe, les femmes enceintes ne connoissent, en ce genre, ni le mal, ni le médecin.

J'ajouterai que, quant aux méthodes imaginées dans le loisir des capitales, pour passer avec moins d'incommodités l'intervalle qui s'écoule entre la conception du fœtus et la dé-

---

(1) *Voyez* Observat. de Carrère, dans ses Recherches sur les Maladies vénériennes chroniques.

livrance de la mère, il en existe un si grand nombre, toutes également bonnes ou du moins également ingénieuses, que s'il falloit les analyser avec quelque fruit, cette discussion seule exigeroitun volume.

Les femmes pour lesquelles j'écris n'ont besoin ici que d'un simple tableau qui leur retrace les peines mêlées de jouissance que leur état leur impose, le genre de vie le plus analogue à leur situation, leurs tendres sollicitudes, leurs espérances et leurs devoirs.

Toute femme bien organisée et qui ne s'écarte point des vues de la nature, désire devenir mère. Dès les premiers soupçons de sa grossesse, il lui arrive quelquefois, dans sa coupable ingénuité, d'appeler, à l'insu d'un époux, de prétendus hommes de l'art, qui se flattent de vérifier, par le tact, le phénomène que son cœur appelle. Je ne dois pas lui dissimuler qu'en mettant à part l'indécence de pareilles recherches, il n'y a, dans la prétendue vérification, à espérer que les plus frivoles conjectures; on ne peut compter, à cet égard, que sur les signes extérieurs de la conception, tels que la suppression du flux menstruel, le dégoût, les appétits dépravés, les nausées, et sur-tout sur le gonflement du sein et les mouvemens du fœtus, qui deviennent sensibles après le quatrième mois de la grossesse.

Les jeunes femmes grosses sont en général dans la persuasion qu'à cause du fruit qu'elles portent elles doivent doubler la quantité de leurs alimens : c'est une erreur démontrée par une longue expérience. Leur dégoût souvent habituel, leurs maux d'estomac, leur pléthore, qui indiquent de tems en tems l'emploi de la saignée, prouve qu'à cette époque elles ont une surabondance d'humeurs qu'il seroit dangereux d'augmenter encore par celle des alimens. Il s'agit de fixer un juste milieu entre l'intempérance et une diète trop sévère : lorsque les mets sont légers et sains, il n'y a aucun inconvénient à suivre l'instinct de la nature.

Il y a des grossesses où la femme, d'ailleurs bien organisée, désire avec une sorte de fureur des alimens bizarres, qu'il est également dangereux de lui accorder et de lui refuser. Un inconvénient bien plus grand, c'est quand elle a des appétits dépravés pareils à ceux d'une fille malade de la chlorose, qu'elle désire manger de la chair crue, du charbon, de la craie, etc. Lorsque la résistance à des fantaisies pareilles ne feroit qu'irriter sans ramener à la raison, il faut se contenter de préparer l'estomac à une digestion difficile, par l'extrait de genièvre, la confection d'hyacinthe ou l'élixir de Garus.

Un des garans les plus sûrs de la santé d'une femme pendant sa grossesse est l'exercice journalier, pris avec modération ; les personnes de la campagne et les femmes du peuple doivent à ce mouvement continuel et à un travail mécanique prolongé, de ne connoître la douleur qu'au moment de l'accouchement ; la nature, à cet égard, n'a pas établi une ligne de démarcation entre la riche habitante des villes et l'obscure plébéienne. Toute personne qui aspire à être mère doit admettre l'exercice journalier dans son régime. Il n'y a que les efforts violens qui doivent être interdits à sa délicatesse : le bien de l'enfant en résulte ainsi que le sien. On sent que la nourriture qu'elle fournit au fruit qu'elle porte dans son sein est bien plus saine quand elle a été élaborée par le mouvement, que quand elle dégénère par la stagnation, suite de la vie sédentaire. Tous les oracles de la médecine s'accordent sur ce sujet, et ce qu'ils nous disent didactiquement dans leurs écrits, l'auteur d'Emile nous le commande par sa brûlante éloquence.

Il faut peu de remèdes aux femmes pendant les neuf mois qu'elles portent leur fruit, parce que la grossesse n'est point une maladie, et que s'il s'y rencontre quelques peines, la nature, qui les donne, se charge en même tems de les adoucir.

Mais on rencontre à chaque instant, dans les grandes villes, des femmes foibles et délicates, dont les organes énervés rendent pénibles toutes les fonctions animales, et il y auroit de la dureté à les abandonner à leur funeste destinée.

Si chaque digestion de ces femmes valétudinaires est une courte maladie, il faut bien en prévenir les effets par des stomachiques qui agissent sans violence, et, si ces derniers sont inefficaces, recourir à des vins médicinaux pris à la dose d'une cuillerée le matin, et où l'on a fait infuser du quinquina, du safran oriental, du gérofle ou de la cannelle.

Les femmes enceintes, dans les grandes villes, sont souvent attaquées d'une chaleur brûlante dans l'estomac, qu'on connoît sous le nom de *cardialgie :* lorsque le mal vient d'une atonie dans les organes, il cède d'ordinaire à l'usage des eaux minérales froides; s'il a son origine dans l'amas des humeurs bilieuses, son antidote est dans les boissons acidules et surtout dans la limonade; mais quand au contraire ce sont les matières acides qui prédominent dans les viscères, il faut recourir aux absorbans, tel qu'un mélange de terre calcaire, de sucre fin et de gomme arabique, ou, ce qui vaut encore mieux, à la magnésie. Quelquefois, mais assez rarement, ce sont les vents qui sont le principe de la cardialgie; alors la médecine indique les carminatifs, comme la graine d'anis, celle de cardamone, ou les baies de genièvre.

Une des incommodités qui inquiète le plus les jeunes femmes pendant leur grossesse est le vomissement. Astruc a prouvé que leurs alarmes étoient mal fondées, parce que cette évacuation, qui tend à nettoyer l'estomac des matières hétérogènes qui s'y amassent, est un bienfait de la nature. Seulement il est important, à cause de la délicatesse du tempérament de la malade, de prévenir la violence des efforts ou leur opiniâtreté, en préparant l'estomac, après la convulsion, par quelques tasses de thé léger, à recevoir un peu de thériaque, ou un grain de pillules de cynoglosse.

Les femmes enceintes se plaignent souvent, dans les trois ou quatre premiers mois de leur grossesse, de maux de tête et de dents : ce sont des effets de la pléthore, qui n'a plus son évacuation ordinaire par le flux menstruel. On guérit le mal de tête accidentel par la saignée blanche et le soin constant de se tenir le ventre libre. Le mal de dents est en général plus rebelle, mais il n'est alarmant que quand il est périodique ; alors on emploie le spécifique des fièvres intermittentes, c'est-à-dire le quinquina : dans les cas ordinaires, quand le siége du mal est aux gencives, le moyen le plus simple est de les faire saigner avec un curedent. Le médecin Helvétius, aïeul de l'auteur du livre de l'Esprit, conserva ainsi les dents et la santé à la femme de Louis XIV.

La toux qui incommode les femmes au dernier période de leur grossesse s'évite, soit en s'abstenant des alimens venteux, soit en ne portant point de robes serrées qui gênent la circulation des fluides : quelques purgarifs doux la guérissent.

La dernière incommodité des femmes grosses qui mérite notre attention dans le cours de cet ouvrage, est l'incontinence d'urine, sur-tout quand on a eu précédemment des accouchemens laborieux. Sa cause est dans le relâchement du sphincter de la vessie : ce relâchement se guérit d'ordinaire par l'accouchement, sur-tout quand on y joint, quelques jours après, le petit-lait d'alun ; quand l'estomac manque de ton, ou quand il est affoibli, les eaux minérales ferrugineuses, telles que celles de Passy, des Forges et de Bristol.

Quant aux femmes que leur constitution met à l'abri des maux que je viens d'indiquer, je les invite, au nom de l'amour maternel, de fuir les empyriques qui leur prescrivent des remèdes au lieu de régime et de ménagement.

Un exercice modéré, des alimens de facile digestion, divisés en trois ou quatre repas, sur-tout l'absence des passion fortes, voilà ce qui assure le terme heureux de la fécondité.

Evitons les purgations, à moins que l'amas des humeurs morbifiques qui pourroient vicier les viscères ne les indique essentiellement. Hippocrate défend de purger les femmes grosses pendant les trois ou quatre premiers mois et vers la fin de leur terme, et Hippocrate est un des hommes qui a le plus reculé les bornes de la médecine.

La nécessité de la saignée est encore un préjugé qu'il est utile de combattre : sur les trois quarts du globe, les femmes accouchent sans se faire saigner ; cette opération n'a quelques avantages que quand le sujet éprouve de l'oppression dans la poitrine, des maux de gorge, de violens maux de tête, et des douleurs dans la région des lombes ; le tems le moins désavantageux est alors le troisième, le septième et le neuvième mois de la grossesse. Dans toute autre circonstance, la saignée affoiblit la mère et l'enfant ; dans le cas où la femme seroit nerveuse, elle la dispose à l'avortement.

Je devrois, d'après la filiation des idées que j'ai adoptées, arriver tout d'un coup au terme heureux de l'hymen et de l'amour, à la naissance de l'enfant ; mais il s'en faut bien, qu'à l'exemple des animaux, l'homme civilisé remplisse toujours, à cet égard, l'attente de la nature : plus d'une cause, soit physique, soit morale, fait périr le germe humain avant qu'il se développe ; alors il y a avortement.

Les causes physiques qui peuvent anéantir l'espérance d'une mère sont d'ordinaire un spectacle effrayant, un effort dont on a mal calculé la violence, une chute : le premier effet est le plus commun dans nos capitales, où le sexe, ayant le tissu fibrillaire plus irritable, oppose moins de résistance aux grandes commotions qui attaquent à-la-fois son imagination et ses organes. De nos jours, plus d'une mère a avorté à la vue de la charrette révolutionnaire qui traînoit des vieillards et des enfans à l'échafaud; l'histoire grecque atteste que lorsqu'Eschyle hasarda, sur le théâtre d'Athènes, ses Euménides, on vit le même malheur arriver au moment terrible du dénouement.

Les causes morales n'ont pas moins d'énergie; suivant le haut degré de sensibilité, parmi elles on peut compter l'ambition déchue, une passion forte sans espérance, un long chagrin qui justifie presque une ame égarée de l'horrible attentat du suicide.

L'avortement, connu dans la langue populaire sous le nom de fausse-couche, peut avoir lieu dans tous les tems de la grossesse; mais il est plus ordinaire dans le second et le troisième mois: alors le fœtus sort du sein de sa mère sans vie; si l'accident arrive au septième, l'enfant est foible, mais il ne peut vivre comme Fontenelle et Cornaro, et parcourir une carrière des plus longues.

Lorsqu'une femme est d'une constitution foible, que ses nerfs la maîtrisent, que son imagination fait la moitié de son existence, elle doit se prémunir de bonne heure contre la toux, contre les convulsions, contre le vomissement. L'abus du café, des liqueurs, des odeurs fortes, suffit, dans une pareille circonstance, pour conduire à l'avortement.

Les avant-coureurs de cet état terrible sont les douleurs sourdes dans les cuisses et dans la région des lombes, les défaillances, l'abaissement du sein, la chute du ventre, et une espèce de flux intermittent de la nature des fleurs blanches ou de l'évacuation menstruelle.

Une femme prudente n'attend pas ces signes funestes d'un accident qui, répété pendant plusieurs grossesses, la conduit nécessairement à la stérilité, et quelquefois au marasme et à la mort. En général, l'expérience démontre qu'en mettant à part les causes accidentelles, les deux grands principes de l'avortement sont l'atonie des fibres, ou cette grande plénitude de vaisseaux que la médecine désigne sous le nom de *pléthore*. J'ai indiqué les préservatifs contre l'atonie, dont un exercice modéré est le plus efficace : on prévient la pléthore par un régime soutenu qui n'ait rien d'échauffant, par l'usage d'une boisson d'eau d'orge légèrement acidulée, et sur-tout par la privation absolue des promenades en voiture, des grands soupers, des bals et des spectacles.

Mais lorsque ces précautions ont été omises, ou que l'organisation de la malade les a rendues inutiles, il faut, dès les premiers signes de l'avortement, étendre l'infortunée sur un simple matelas, de manière que sa tête soit très-basse, lui interdire tout mouvement, la nourrir d'alimens légers et froids, l'égayer et l'encourager : il arrive quelquefois que ce simple régime fait disparoître, en quelques jours, les accidens; mais plus souvent l'hémorragie continue avec force, le vomissement s'y joint, et alors l'imminence du danger doit faire appeler la sage-femme ou l'accoucheur; si, malheureusement, avant que la nature fasse un dernier effort pour délivrer la matrice du fœtus, la malade éprouve des mouvemens convulsifs, les secours de l'art deviennent impuissans, et rien ne peut la dérober à la mort.

Il est aisé de voir, par cette théorie, que de tous les maux qui affligent le sexe, lorsqu'il a conçu de justes espérances sur le bonheur de la maternité, le plus terrible, celui qui influe le plus, sinon sur sa vie, du moins sur toutes ses jouissances jusqu'à l'âge critique, est l'avortement.

Mais si l'avortement naturel, c'est-à-dire

celui qui résulte d'une foiblesse d'organisation ou de causes secondaires qu'on n'a pu ni prévoir ni prévenir, a des suites si dangereuses, que penser de l'avortement forcé, ou de celui qui est provoqué par des femmes marâtres, pour se soustraire aux incommodités de la grossesse, et conserver un sein qui ne tombe pas et un ventre sans rides, aux dépens de l'existence de l'homme, que la nature et la loi ont mis sous sa sauve-garde ?

Je sais qu'il est difficile de ramener à la morale des femmes qui ont l'ame des courtisannes, parce qu'il n'y a plus de devoirs quand on ne connoît d'autre élément que celui du plaisir ; mais je les invite, au nom de leur interêt individuel, à réfléchir sur les maux auxquels elles s'exposent quand elles ont la bassesse et la barbarie de se décider à l'avortement.

Ces effroyables homicides ne peuvent s'exécuter que par la voie des breuvages ou par les moyens mécaniques de ces hommes atroces qui se sont condamnés au métier de bourreaux.

Les breuvages, tous de leur nature corrosifs ou vénéneux, ne peuvent influer sur le fœtus qu'après avoir agi avec violence sur l'estomac qu'ils désorganisent, et sur la matrice qu'ils ulcèrent; de-là, des incommodités incalculables qui, en se compliquant avec les maladies que fait naître l'abus des jouissances, rendent l'existence à jamais pénible et douloureuse, et appellent à l'époque du tems critique la consomption et la caducité.

Les opérations avec lesquelles d'infâmes charlatans prétendent suppléer à la nature, ne remplissent presque jamais le but proposé: le moindre inconvénient qui résulte de leurs odieuses manipulations, est de dilacérer la matrice, et d'amener des pertes que la médecine la plus éclairée se trouve souvent dans l'impossibilité de guérir.

Il survient d'ordinaire, après l'avortement, une sorte de fièvre milliaire d'un caractère très-dangereux, à cause de l'oppression de poitrine qui l'accompagne : quelquefois le breuvage ou l'opération, entraîne, après la sortie du fœtus, une fièvre pourprée avec des ténesmes qui, après avoir eu des symptômes inflammatoires, dégénère en fièvre putride.

La suite la plus terrible de pareils attentats, est l'inflammation de la matrice, qui s'annonce par une fièvre continue accompagnée de délire, et par un flux de matières âcres émanées de ce viscère. Quelquefois la maladie se termine par un squirrhe ou un cancer, et, plus souvent, vers le septième jour, par la suppuration et la gangrène, infaillibles avant-coureurs de la mort.

Fallait-il s'interdire la plus pure des jouissances, celle de la maternité, pour abréger sa vie, ou du moins la rendre à jamais pénible et douloureuse ? Je ne parle pas ici de l'opprobre dont on se couvre en choisissant pour ses complices des empoisonneuses ou des hommes dignes de l'échafaud.

Enfin le moment le plus pénible pour mon travail est passé, et j'arrive au seul accouchement que l'honneur et la loi avouent.

Lorsque le terme de la délivrance d'une mère approche, il s'opère une révolution sensible dans son état physique : son ventre s'affaisse et présente moins de saillie ; elle a des alternatives de travail et d'atonie, de douleur et de repos. Pendant cet intervalle, les membranes dans lesquelles le fœtus est renfermé s'engagent dans l'orifice de la matrice, de nouvelles contractions les rompent, le fluide s'échappe, et souvent l'accompagne.

Il ne faut pas croire que dans tout ce travail une sage-femme ou un accoucheur soit essentiellement nécessaire pour aider à la crise heureuse de la nature. On sait par l'histoire des Samoïedes et celle des insulaires d'Amboine, placés les uns vers le pôle arctique, et les autres dans la zône torride, que les femmes de ces climats, pour qui la température semblent les extrêmes du globe, ne prennent dans leurs accouchemens aucune des précautions que la délicatesse des Européennes leur a rendues indispensables : elles se délivrent elles-mêmes de leur fruit partout où elles se trouvent, le plongent dans l'eau de la mer ou dans la neige, et après quelques heures de sommeil, reprennent le cours de leurs travaux (1).

Il faut ajouter, pour les femmes de nos capitales qui par leur vie molle et oisive ont fait passer la foiblesse de leurs ames à leurs organes, que par des calculs moyens entre l'expérience des villes et celle des campagnes, il est prouvé que sur cent accouchemens il y en a quatre-vingt-dix où la nature agit seule ; que sur les dix autres on en compte huit qui ne demandent que les plus foibles secours d'une sage-femme, et que deux à peine exigent l'habilité d'un homme de l'art.

---

(1) *Hist. des Voyages* de l'abbé Prévost, tome XVII, page 98.

Le régime d'une femme pendant le travail, est de la panade ou de l'eau de gruau : les liqueurs spiritueuses et les eaux cordiales que vantent les hommes à préjugés, ne servent qu'à enflammer la matrice, ou à préparer la fièvre milliaire et les hémorragies.

Quand le travail est long et laborieux, une légère saignée qui prévient l'inflammation, quelques remèdes émolliens, le bain tiède, la précaution d'asseoir la malade sur un siége à vapeurs, accélèrent ordinairement la crise salutaire de la nature.

Enfin, l'enfant vient à la lumière, et le travail est suspendu, mais non terminé ; car il faut que le placenta et les membranes qui enveloppoient le nouveau-né sortent à leur tour de la matrice, ce qui s'opère de soi-même et sans danger, quand on ne contrarie pas l'énergie de ce viscère.

D'après une ancienne routine que la raison rejette, on est quelquefois dans l'usage de serrer, avec des linges préparés, le ventre d'une femme qui vient de devenir mère, sous prétexte d'en prévenir les rides, ce qui, d'après les lois connues de la physique, opère précisément l'effet contraire. Une simple serviette fine et chaude attachée d'une manière lâche sous les reins, plus faite pour entretenir la transpiration et aider à l'évacuation des lochies, doit être substituée à tous ces absurdes bandages.

Ce n'est point ici le lieu d'insister sur une foule de détails mécaniques qui précèdent, qui accompagnent, et qui suivent l'accouchement, parce que nous ne sommes que les interprètes de cette simple nature, qui rejette au loin tous les livres et tous les instrumens. D'ailleurs, dans les crises laborieuses, on peut consulter les ouvrages profonds des Lamotte, des Levret, des Smelie, des Burton, des Mauriceau et des Baudelocque, qu'on analyse, qu'on rectifie, mais qu'on ne remplace pas.

Le calme et le repos sont infiniment utiles à la femme qui vient d'accoucher : ses alimens doivent être légers, sa boisson délayante ; ce n'est que dans le cas de l'épuisement qu'on peut lui offrir des mets succulens et du vin généreux, qui réparent ses forces sans lui faire courir le danger des fièvres inflammatoires.

Une femme qui est appelée à être mère, l'est aussi à nourrir l'enfant qui lui doit le jour. A cet égard, il n'y a plus de nuages sur cette question ; l'auteur d'Emile, en y invitant avec éloquence, en a de plus démontré la nécessité.

Arrêtons-nous donc un moment sur toutes les suites qu'entraîne, dans le cours ordinaire des choses, ce fluide précieux, le lait, dont la nature a placé le réservoir dans le sein de la mère, pour que l'enfant lui doive une double existence.

Vers le troisième jour après l'enfantement on observe quelquefois, sur-tout dans les femmes des hôpitaux, un épanchement laiteux qui se porte sur les viscères du bas-ventre, au lieu de prendre son cours ordinaire vers le sein. Cet épanchement d'une matière qui ne tarde pas à devenir fétide, produit une maladie connue sous le nom de *fièvre puerpérale*, et dont on n'a guère connu le traitement avant 1782.

Dès qu'on s'aperçoit que la malade vomit des matières colorées, qu'elle est fatiguée par un dévoiement laiteux, que ses yeux s'éteignent et que son visage se décolore, il faut se hâter de recourir à la méthode curative du docteur Doulcet; car quelques heures plus tard arrivent les convulsions et la mort. Ce traitement, souverainement efficace quand il employé à tems, consiste à administrer l'ipécacuanha à la dose de quinze à vingt grains, dans deux verres d'eau chaude pris à une heure et demie d'intervalle, et lorsque la malade a cessé de vomir, à lui donner d'heure en heure une cuillerée de potion huileuse où entre essentiellement le kermès, jusqu'à ce que les symptômes du mal perdent leur intensité.

Une fièvre plus naturelle que la puerpérale, est celle qui arrive ordinairement soixante ou soixante-douze heures après l'accouchement, et qu'on appelle *fièvre de lait.* Il faut bien observer que les femmes qui nourrissent leur enfant n'éprouvent jamais cette fièvre de lait, et sont garanties presque toujours de la fièvre puerpérale.

Telles sont les suites de notre organisation animale, que difficilement on en intervertit les lois sans danger; ici, sur-tout, la jouissance est auprès du devoir, et la peine à côté de l'infraction.

Lors donc qu'une femme se résout à abdiquer les droits de mère, son sein se gonfle, s'engorge, et devient inégal; le pouls s'élève, et si la fièvre concourt avec la suppression des lochies, elle court quelque danger pour sa vie.

Si la fièvre de lait suit sa marche ordinaire,

sa durée se borne entre vingt-quatre et quarante-huit heures, et on la guérit par un régime sévère. Le gonflement du sein cesse par l'application des linges chauds, et sur-tout par le soin de se faire téter une ou deux heures après l'accouchement, si on veut nourrir.

Il est très-dangereux, quand on ne nourrit pas, de laisser le lait stagnant dans son double réservoir ; car alors le sein s'enflamme, et si au lieu d'aider à la résolution par les cataplasmes émolliens, on emploie des répercusifs, on a à craindre le cancer ou la fistule. Ce qui m'a toujours réussi en pareille circonstance, c'est l'application de cataplasmes faits avec quatre onces de mie de pain et un demi-septier d'eau simple, dans une pinte de laquelle on aura fait dissoudre une demi-once de sel fixe de tartre, ce qui est un résolutif excellent

Il y a plusieurs autres incommodités beaucoup moins graves, auxquelles les femmes en couches sont exposées, mais qu'elles évitent aisément, quand elles se tiennent dans une température à peu près égale, qu'elles ne se livrent à aucun excès, qu'elles se dérobent aux influences funestes de l'humidité et du serein, et sur-tout qu'elles ne permettent à aucune passion forte de pénétrer dans leur ame pour en troubler l'harmonie.

Article V.

De la Stérilité et des Aphrodisiaques.

La stérilité factice est un des fléaux des grandes villes, où l'on se marie plutôt pour jouir que pour remplir le vœu de la nature ; mais ce délit contre l'ordre social, tient plus à la morale qu'à la médecine.

Il y a, outre cela, une stérilité réelle bien faite pour affliger de sensibles époux, soit qu'elle vienne d'un défaut d'organisation de l'un ou de l'autre, soit qu'elle résulte de maladies acquises, ou d'abus de jouissances.

Je ne m'arrêterai point au premier genre de stérilité, tel que l'imperfection de l'organe sexuel, la conformation hermaphrodite parce que la cure n'étant pas possible, il est inutil e de soulever le voile derrière lequel se cache la pudeur en présence de la morale.

Quand aux autres genres de stérilité, il n'est point indifférent au repos des bons ménages de les parcourir. Une femme, en lisant cet écrit, est à portée d'approcher la lumière de son intérieur et de juger entre elle et un époux qu'il lui était aisé d'accuser, quand celui-ci, malgré la conscience de ses forces, rougissoit de se défendre.

On connoît l'anecdote de Henri II, qui vécut dix ans avec la reine sans que celle-ci devînt mère. Le fameux Fernel vint; il engagea le prince à s'approcher de sa femme à une époque où une répugnance naturelle devoit l'en éloigner : l'attente ne fut pas vaine, et la reine donna plusieurs rejetons à la dynastie.

Une des grandes causes qui rendent une femme stérile, est l'atonie de ses organes. Les tempéramens mélancoliques que rien ne tire de leur inertie, prêtant peu d'alimens au feu de l'amour, il n'est pas étonnant que son électricité naturelle soit en défaut; on remédie à la longue à ce vice, par une vie active et un peu dissipée, par des alimens qui donnent du ressort au tissu fibrillaire, et par l'usage modéré des liqueurs spiritueuses, des aromates et de l'exercice.

C'est par un régime contraire, c'est-à-dire par les acides et les calmans, qu'il faut traiter la stérilité dont le principe est la trop grande effervescence ; les tempéramens sanguins sont les plus exposés à ce défaut : ce ne sont pas les esprits animaux qui leur manquent, c'est l'activité de leur mouvement qui, en les volatilisant, rend la jouissance inutile; alors tout ce qu'on gagne en plaisir est perdu pour la fécondité.

Le trop d'embonpoint de la femme passe pour un obstacle à la conception; comme l'atonie des fibres est le principe de cette stérilité, on peut détruire l'effet en remontant à la cause; des purgations réitérées, l'usage long-tems prolongé des eaux ferrugineuses, et sur-tout un exercice porté par degré jusqu'à la plus forte transpiration, remplissent à cet égard les vues de la nature et celles de la médecine. On a dit que c'est pour cela qu'on fait danser les nouvelles mariées.

Je ne parle point ici des maladies étrangères, telles que les scrophules, le scorbut, les fleurs blanches invétérées, la peste vénérienne héréditaire, qui rendent une femme accidentellement stérile, parce que le traitement qui les fait disparoître rend à une femme, d'ailleurs bien constituée, ses titres à devenir mère. Mais il est un mal assez commun chez les femmes vaporeuses, mal qu'on croit ne pas exister, parce qu'on se le déguise, et qui conduit un grand nombre de sujets à la stérilité : je veux parler de cette hystérie, le fléau des meilleurs ménages, dont nous avons vu les influences fatales chez les personnes du sexe non encore mariées, quand la maladie, parvenue à son dernier période, produit les paroxysmes de la fureur utérine.

L'hystérie a son foyer dans les ovaires, dans les trompes, ou dans la matrice même. Elle attaque principalement les femmes d'une constitution mélancolique et atrabilaire, chez qui tout est nerf, celles dont les humeurs viciées entretiennent les fleurs blanches, et ce qu'on appelle les femmes à tempérament, dont la matrice, toujours en état de phlogose, maintient le fluide spermatique dans une continuelle activité.

L'hystérie, comme la fièvre, est sujette à des retours périodiques; d'ordinaire ses accès arrivent à l'approche ou à la fin du flux menstruel.

Le mal s'annonce par des bâillemens prolongés, des intermittences de rougeur et de pâleur au visage, des nausées et de perpétuels borborygmes. Quelquefois la malade s'abandonne à des éclats de rire sans raison, plus souvent elle fond en larmes sans sujet. Vers la fin du paroxysme, son cœur palpite irrégulièrement ; elle éprouve des convulsions instantanées, ensuite elle tombe en foiblesse.

Astruc, un des médecins qui a porté le plus de lumière dans l'hystérie, prétend que ce mal se guérit sans peine quand il n'a pour principe que les dérangemens du flux menstruel ; qu'il se détruit difficilement quand sa cause est dans les fleurs blanches invétérées, et que jamais on ne l'extirpe radicalement dans les sujets âgés, cacochymes, qui ont quelque vice dans les ovaires, dans une des trompes, ou un ulcère dans la matrice.

L'expérience démontrant qu'une femme hystérique, quelque bien organisée qu'elle soit d'ailleurs, est rarement féconde, il importe d'arriver par le traitement de l'hystérie à la cure de la stérilité.

Le premier période du mal qui appelle l'attention de l'homme de l'art, est le paroxisme.

On place la malade sur un canapé, la tête un peu élevée ; on la délace, on lui ôte jusqu'à son collier, qui la blesseroit si son col venoit à s'enfler ; ensuite on lui fait respirer des sels volatils d'Angleterre ou du vinaigre, procédé qui, dans le cas où l'attaque est légère, lui rend la connoissance.

Lorsque l'accès dure quelque tems, que les intestins ne sont pas dans une contraction convulsive, on lui fait prendre d'abord un lavement purgatif qui évacue les premières voies, ensuite un autre purement anti-hystérique, tel qu'on en trouve le procédé dans les pharmacopées (1).

J'ai souvent observé que la méthode du docteur Pomme étoit préférable à toute autre, c'est-à-dire les boissons émollientes et rafraîchissantes prises en grande quantité, telles que l'eau de veau ou de poulet légère, les applications sur le ventre de compresses trempées dans de l'eau bien froide, à laquelle on ajoute un cinquième de vinaigre, pressées fortement et renouvelées très-souvent, ainsi que des remèdes froids toutes les trois ou quatre heures, et des bains presque froids.

L'eau de mélisse, connue sous le nom d'eau des Carmes, n'est point à négliger dans les vapeurs de l'hystérie.

On fait cas aussi des électuaires dans lesquels entre la thériaque ou la confection d'hya-

---

(1) Un de ceux qu'on emploie avec le plus de succès, consistedans un demi-setier de vin rouge mêlé avec deux onces d'huile de rhue.

cinthe, et des potions à prendre par cuillerées, de demi-heure en demi-heure, et dont les sirops de matricaire ou d'armoise sont la base.

Au dernier période de violence des vapeurs hystériques, Astruc conseille la saignée du pied, et, si l'état de la poitrine le permet, un léger émétique.

On remarque, d'ordinaire, que dès qu'il s'établit un léger écoulement de la matière lymphatique dont la matrice est abreuvée, on touche à la fin du paroxysme. Quand l'accès de l'hystérisme est passé, il importe de songer au traitement de la maladie même.

Lorsque le principe en est dans la rétention ou suppression du flux menstruel, il faut recourir aux emménagogues; quand il n'y a que l'âcreté des fleurs blanches qui le produit, les délayans, les tempérans, les adoucissans, en sont le remède : si c'est à la détérioration de l'espèce de fluide séminal qu'il faut l'attribuer, on doit faire un usage modéré des anti-aphrodisiaques.

C'est sur-tout quand l'hystérie est le principe de la stérilité, qu'il importe à une femme de s'observer sur le régime que lui commandent impérieusement la tempérance et la médecine.

L'usage du café est infiniment pernicieux sous ces deux points de vue : on connoît la fameuse thèse soutenue à la Faculté de médecine de Paris en 1698, où il étoit prouvé que l'habitude de cette boisson rendoit l'homme inhabile à engendrer et la femme à concevoir. On n'a jamais répondu victorieusement à ces assertions, et il est encore plus difficile de le faire en ce moment, où le café est doublement à craindre, soit sous le rapport de l'hystérie, soit sous celui de la stérilité.

Outre les causes principales dont je viens de rendre compte, il en existe quelques autres secondaires qui empêchent la femme de pouvoir aspirer à devenir mère, mais qui céderoient sans peine à un régime soutenu et approprié aux circonstances.

Il y a, dans les campagnes, peu de femmes stériles, ce qui vient de leur exercice habituel, de leur vie tempérante et de leur gaîté. C'est en les prenant pour modèles, que les femmes des villes peuvent se flatter de remplir les devoirs de la nature et d'en avoir les jouissances.

Les médecins anglais ont observé que le régime absolu du lait et des végétaux, soutenu pendant quelques mois, avoit suffi quelquefois pour détruire dans une femme, d'ailleurs bien constituée, des causes jusqu'alors inconnues de stérilité.

Le séjour habituel sous un ciel pur, la sérénité de l'ame, des voyages sans faste et sans fatigue, le choix du printems pour recevoir les embrassemens d'un époux, sont encore des moyens indiqués par une philosophie tutélaire pour préserver une femme pure de la honte d'entrer dans la tombe sans avoir laissé de postérité.

Enfin, quand tous les moyens légitimes ont été employés pour rendre une femme féconde, la médecine conseille, mais avec des précautions qui tiennent singulièrement de la défiance, l'usage modéré des aphrodisiaques.

J'ai parlé du peu d'efficacité des remèdes propres à dompter l'amour, mon scepticisme s'étendra plus encore sur ceux qu'on juge propres à le faire naître.

Je conçois que quand une femme apprend de la médecine à digérer avec facilité, à mettre en bon état ses glandes qui doivent séparer du chyle les humeurs essentielles à la vie, elle a plus de moyens pour rendre fécondes les caresses d'un époux; mais si elle s'imagine que quand son organisation, ses maladies ou son régime, l'ont rendue stérile, elle trouvera dans des filtres ou dans des breuvages un moyen de suppléer à la faiblesse de viscères, elle tombe dans une erreur d'autant plus funeste, qu'elle la rend à la fois aveugle, dupe, et malheureuse.

On a parlé long-tems du scinque marin, espèce de petit crocodile terrestre, dont la chair mise en poudre et bue dans du vin doux faisoit faire aux Egyptiens et aux Arabes des prodiges en amour; ce reptile, connu au Delta, a souvent été transporté d'Alexandrie à Marseille, pour se disperser ensuite dans toutes les pharmacies de l'Europe; mais, quelle qu'en ait été la préparation, ce fameux remède n'a jamais répondu aux espérances des Européennes: beaucoup en ont été malades, et on n'en connoît aucune dont il ait procuré la fécondité.

Des plantes, telles que le chervis et la fameuse racine de Théophraste, que nous connoissons sous le nom de *satyrion*, sont moins dangereuses comme aphrodisiaques, parce que du moins elles entrent dans la composition d'électuaires propres à réparer les forces: seules, elles n'opèrent que comme tous les alimens flatueux, qui, pris à une dose modérée, gonflent les vaisseaux, et avec excès dérangent toute l'économie animale.

Au rapport des voyageurs, les Orientaux se servent de l'opium comme d'un stimulant à la volupté ; mais en supposant son succès, qui n'est rien moins que démontré aux yeux des médecins éclairés, il est évident qu'il dépend absolument de la manipulation et des doses, deux objets sur lesquels on garde en Orient le secret le plus absolu : l'opium, en Europe, fait dormir quand il est pris en petite quantité ; et quand on en abuse il devient poison, ou bien il rend paralytique ou imbécille.

Un autre aphrodisiaque, que la philosophie range dans la classe des poisons, est la poudre des mouches cantharides : on ne peut se dissimuler que cette espèce de filtre n'agisse sur les vaisseaux de la génération dans les deux sexes ; mais c'est en y portant le désordre plutôt que la fécondité : l'irritation est telle, que la douleur, et non la jouissance, en est le résultat; son usage entraîne les plus grands dangers.

De tous les aphrodisiaques, le seul qu'on puisse peut-être admettre sans danger est le safran : Boërhaave dit que, vu de ses qualités aromatiques stimulantes, on peut le regarder comme un des moteurs les plus puissans des esprits animaux : il est vrai qu'il en conseille l'usage à petite dose, car si on le prend en trop grande quantité, il devient, comme narcotique, un poison dangereux contre lequel la médecine doit chercher des antidotes (1).

Revenons toujours à notre première théorie. A-t-on hérité de ses pères des organes viciés ? les a-t-on altérés soi-même par le libertinage ? il faut vivre et mourir célibataire, même dans le lien du mariage ; mais le principe du mal est-il dans les incommodités physiques qu'on a laissées s'invétérer ? détruisez la cause, et l'effet cessera : sur-tout point de filtre, point de recette revendue chèrement à la crédulité par le charlatanisme. Il n'y a point de véritable aphrodisiaque contre l'impuissance et la stérilité, si ce n'est l'exercice, la sobriété dans les passions, un régime philosophique et un amour réciproque.

---

(1) L'usage des truffes du Périgord et du cresson de fontaine sont des alimens très-sains et les plus prolifiques que nous connaissions.

CHAPITRE VII.

De l'intervalle entre le commencement de la stérilité naturelle et la fin du tems critique.

Une femme, arrivée à l'âge où les caresses conjugales cessent de la disposer à la fécondité, ressemble à quelques égards à une divinité secondaire qui n'a plus d'adorateurs : c'est une reine détrônée ; si elle a encore des courtisans, ce n'est que le charme de son esprit et de ses talens qu'elle les fixera. Elle a perdu cette fleur de la vie, née de la force expansive de l'âge, qui aide à la circulation du sang et des humeurs ; son teint se flétrit, se décolore ; d'ordinaire un embonpoint incommode succède aux grâces d'une taille svelte et élancée ; mais tous ces inconvéniens, suites naturelles de la destruction lente du tems, sont bien compensés par les avantages qui résultent de la maturité de la vie. A cette époque, si l'organisation de la femme s'altère, son ame se perfectionne ; le long usage qu'elle a fait des passion épure en elle le sentiment ; son cœur devient plus sûr, son amitié plus susceptible de grands sacrifices ; elle reprend, avec une nouvelle existence, un nouvel empire sur ce qui l'environne, et cet empire, circonscrit jusqu'alors dans le cercle étroit de quelques hommes, embrasse les femmes mêmes dont elle avoit à craindre la rivalité.

Cet intervalle entre l'âge de la jouissance et celui où le caractère distinctif du sexe semble disparoître, est celui qui demande la plus grande attention de la part des femmes ; car c'est du régime qu'on observe, du soin de ne pas contrarier le dernier effort de la nature, que dépendent la santé et le bonheur jusqu'à la fin de la carrière.

Quand un homme de l'art interroge une femmes qui éprouve les premieres atteintes de son tems critique, il est rare qu'elle réponde avec franchise : toujours elle dispute le terrain à l'âge qui s'approche, toujours elle déguise le ravage de ses charmes, toujours elle parle avec inquiétude de la fin de son printems, quand sa tête blanchissante lui annonce le commencement de son hiver.

Le symptôme le plus sûr du tems critique est la cessation du flux menstruel : cet état est la suite naturelle de la constriction des pores qui se ferment, des vaisseaux qui s'oblitèrent, de la sécheresse qu'acquiert la fibre élémentaire; mais une femme, à qui il en coûte toujours tant de descendre, suppose d'ordinaire que la cessation de ses règles est accidentelle ; elle trompe de bonne foi son médecin, parce qu'elle a commencé à se tromper elle-même, et, victime de son amour-propre, elle prépare dans son sein tous les maux qu'entraîne une lutte opiniâtre contre la nature, tels que les pertes, les fleurs blanches, les cancers et les ulcères de matrice.

Interrogons donc les phénomènes de la physique animale plutôt que la vanité des femmes ; donnons-leur les moyens de se prémunir en secret contre les accidens ordinaires du tems critique, puisqu'elles rougissent d'appeler à leur secours l'expérience des médecins.

Le flux périodique pour les femmes qui sont dans l'échelle moyenne de leur sexe, cesse entre quarante et cinquante ans ; d'ordinaire la crise se détermine vers quarante-cinq.

Il y a autant de variété dans la manière dont s'opère ce phénomène que dans l'âge où il arrive : quelquefois le flux s'arrête subitement, plus souvent ce n'est que par degrés : alors la disparition successive entraîne tantôt l'intervalle d'un mois, tantôt celui de six : on en voit qui ne perdent qu'au bout de deux ans les attributs de leur sexe ; à cet égard, il n'y a pas plus d'époque constante dans les femmes actives de la campagne que dans les femmes sédentaires des capitales.

Lorsque le sujet n'est point vicié par les suites de ses affections morales ou par les maladies, il est rare que la cessation des règles entraîne des accidens graves et dangereux.

Quand une femme a eu le malheur de ne pas raisonner ses jouissances, quant à la foiblesse d'abuser de son tempérament elle joint celle de tromper sur son état l'homme de l'art qui pourroit la guérir, il est rare que la cessation des règles n'entraîne les suites les plus graves : trop heureuse quand la nature ne se venge de ce long oubli d'elle-même que par des pertes, des fleurs blanches, ou cette hystérie qui devient l'opprobe du sexe, lorsqu'on appelle l'amour avec un visage flétri qui le condamne à la nullité.

Une femme prudente, dès qu'elle atteint sa quarantième année, doit redoubler de précautions pour n'avoir rien à redouter du passage de son été au tems critique, qui présage son hiver.

Les principes généraux du régime sont dans l'éloignement des passions fortes, dans la privation de tous les alimens et de toutes les boissons qui peuvent maintenir le sang dans une dangereuse effervescence.

Le lit, à cette époque, est moins nécessaire, parce que la nature perdant moins de principes de vie par la jouissance, a aussi moins à réparer.

Le plaisir ne doit point être rejeté quand il se présente, pourvu que ce soit un plaisir actif et où le corps tout entier ait plus de part que quelques-uns des organes.

L'expérience atteste aussi qu'il n'est point indifférent d'entretenir par quelques boissons la liberté du ventre, afin de prévenir les embarras et les spasmes des viscères, causes d'une foule de maladies locales, dont la complication est souvent l'écueil de la médecine.

Quelques hommes de l'art ont conseillé, à l'époque du tems critique, l'usage fréquent de la saignée; cette méthode, quand il n'y a pas nécessité, est un peu plus dangereuse, parce qu'en privant un corps déjà affaissé de ses derniers principes de vie, elle lui ôte les moyens de lutter avec avantage contre les incommodités qui vont l'assaillir : il est rare que les femmes qui se créent un besoin factice de la saignée ne se donnent pas un germe d'obstructions, de scorbut ou même d'hydropisie.

Après ces vues sur un régime général, il faut donner quelques idées sur le traitement des maladies que le tems critique exaspère, aggrave ou fait naître.

Dans la première classe sont les pertes, l'hystérie, les fleurs blanches : j'en ai parlé avec étendue dans les chapitres précédens, et je me borne à y renvoyer.

La première des maladies dangereuses (1) qui naissent chez des femmes valétudinaires, à l'époque de la cessation des règles, est l'engorgement de la matrice, causé par la viscosité du sang et la stâse des humeurs épaissies dans ce viscère, ce qui produit des hémorragies rebelles qui cèdent à peine aux applications de vinaigre et même de glace sur la région abdominale ; pour peu que l'engorgement de l'utérus se complique avec d'autres incommodités, telles que les hémorroïdes, le traitement devient aussi long que douloureux ; et comme la maladie change de face à chaque instant,

(1) En traitant de ces maladies du tems critique, j'ai souvent consulté l'ouvrage du docteur Chambon, sur les maladies des femmes, imprimé à Paris en 1685.

la curation radicale ne peut se décrire, il faut l'abandonner tout entière à un médecin sage qui surveille les crises de la nature.

Un des effets les plus dangereux de la stagnation d'un sang coagulé et appauvri dans la matrice, est de porter aux plaisirs de l'amour les femmes que le signal de la retraite donné par la nature devroit en éloigner davantage : on prescrit, en ce cas, les bains d'une température douce, les eaux minérales gazeuses ; mais les remèdes moraux ont encore plus d'activité pour éteindre une partie du feu qui consume lentement les viscères, ou du moins pour en prévenir les fatales explosions.

Les longues hémorragies de la matrice, jointes à l'abus des saignées, amènent souvent une foiblesse universelle, et quelquefois la cachexie qui en est la suite ; alors, la circulation sans force n'assimile plus comme il faut les molécules du sang, le nouveau chyle qui se mêle imparfaitement avec lui, ne compose pas un fluide assez élaboré, la machine s'affaisse, les membres deviennent pesans, les extrémités se gonflent, et, si l'on n'y porte un prompt remède, l'acrimonie des fluides donne naissance au scorbut, et la stâse de la sérosité à l'hydropisie.

Dès qu'on s'aperçoit des premiers symptômes de la cachexie, il faut que la malade se nourrisse d'alimens de facile digestion, qui réparent ses forces : la fibre élémentaire n'ayant pas encore perdu toute son activité, on peut espérer, par ce simple régime, une assez prompte convalescence.

On remédie à l'affoiblissement des solides par les amers, les toniques, les préparations martiales, un exercice modéré, et sur-tout en allant loin des villes respirer l'air vif et pur des montagnes.

D'un état de cachexie long-tems prolongé, le passage au scorbut n'est pas difficile : quand le scorbut est simple, il cède dans le principe à l'usage long-tems prolongé de l'oseille, du lapathum, du cochléaria et autres végétaux de cette nature ; quand le scorbut est acide, ce qui arrive quelquefois, il faut y joindre des bols alkalins, des absorbans, de la rhubarbe, du quinquina et de la limaille de fer. Quand quelque partie du corps devient œdémateuse, on fait quelquefois disparoître ces accidens par de légères frictions sèches.

L'hydropisie demande beaucoup de sagacité dans le traitement, parce qu'elle peut naître de trois causes : de l'hémorragie, des obstructions, ou d'une cachexie négligée.

On reconnoît la première, dont le principe est la stâse des liquides et le défaut de circulation, parce qu'elle est précédée d'un gonflement œdémateux dans les extrémités : on la guérit, dans son commencement, par les remèdes toniques mêlés à de légers diaphorétiques, tels que les décoctions amères unies aux infusions des plantes odorantes : les frictions sèches et l'exercice favorisent encore l'expulsion de l'eau épanchée dans le tissu cellulaire. Si l'on juge à propos de faire de tems en tems usage des purgatifs, il faut toujours y faire dominer les amers, à cause de la foiblesse de la fibre et de l'inertie générale de la machine.

Si c'est l'obstruction de la matrice ou d'autres viscères qui arrête la sérosité dans le tissu cellulaire, l'hydropisie qui en résulte ne peut se guérir qu'en fondant les engorgemens et donnant des apéritifs en infusion. Quelquefois les amas d'eau sont si considérables, qu'il y auroit du danger à tarder à les évacuer; dans ce cas, on fait marcher ensemble les évacuans et les fondans, pour travailler à la guérison des deux maladies.

L'hydropisie née d'une cachexie négligée et qui se complique quelquefois avec le scorbut, donne ordinairement une sérosité sanguinolente, alors une certaine quantité de vaisseaux se trouvent altérés par la causticité du fluide, le délabrement des solides est tel, que leur action ne saurait faire rentrer les eaux épanchées dans le torrent de la circulation. L'hydropisie portée à ce période semble incurable; on la pallie un moment par la ponction, mais rarement la malade survit long-tems à l'opération qui la soulage.

Il ne faut pas oublier ici l'hydropisie de la matrice même, causée par la stagnation des fluides séreux qui s'y amassent, et le resserrement de l'orifice qui les empêche de s'écouler. Le traitement en est d'autant plus difficile, que les malades sont presque toujours tentées de confondre cette espèce d'hydropisie avec la grossesse; cependant, quand une femme est évidemment dans son tems critique, l'homme de l'art ne saurait s'y méprendre.

Si l'hydropisie commence et se trouve d'une nature moins mauvaise, il suffit de ne pas la contrarier par des remèdes irritans; alors les eaux, pesant sans cesse par leur volume sur l'orifice, le distendent; le fluide, non encore vicié, s'écoule, et le mal disparoît. Si la maladie est rebelle, on peut essayer de diminuer l'engorgement par des fumigations constamment répétées, et des injections émollientes; et lorsque ce traitement est sans succès, on a recours au dilatatoire.

La qualité des eaux renfermées dans la matrice indique s'il est nécessaire ou non de faire des injections légèrement détersives, pour achever de débarrasser ce viscère.

De toutes les maladies qui affligent les femmes à l'époque de leur tems critique, la plus terrible est l'ulcère de la matrice, parce que le mal s'annonce par des douleurs qui redoublent graduellement d'intensité, et que d'ordinaire il n'a d'autre terme que la mort.

L'ulcère de la matrice occupe quelquefois le corps même de ce viscère, mais plus souvent son col : quel qu'en soit le siége, il est accompagné d'une fièvre lente et d'une chaleur sèche qui se fait sur-tout sentir à la plante des pieds et à la paume des mains. Au commencement, la maladie ne s'annonce dans le viscère ulcéré que par un engourdissement douloureux, ensuite les élancemens viennent et acquièrent par degrés plus de violence. La matière qui sort de l'ulcère ayant beaucoup d'acrimonie, blesse l'odorat par sa fétidité, et cette matière est d'autant plus caustique, que la lymphe a été privée plus long-temps de la circulation.

Hippocrate recommandoit l'usage du lait pour la cure des ulcères de la matrice, mais il semble que cette méthode ne seroit que palliative ; quelques modernes ont employé, avec plus de succès, les bains et les injections détersives. Cependant il seroit dangereux de faire une théorie générale d'un traitement qui n'a réussi que sur quelques individus moins malheureusement organisés.

Une longue expérience a fourni au docteur Chambon un mode de traitement qui semble plus approprié aux différentes variétés des ulcères de la matrice (1).

---

(1) J'ai souvent éprouvé que le suc gastrique du bœuf, bien filtré, quatre à cinq fois par jour injecté seul à froid, et gardé le plus long-tems possible, soulage beaucoup dans ces cas-là ; il diminue la fétidité de l'écoulement, et retarde les progrès de cette cruelle maladie : peut-être que pris intérieurement il ne serait pas inutile ; car j'ai vu, en 1783, un malade, rue Dauphine, qui à la suite d'une fièvre putride accompagnée de plaies gangréneuses au siége, et dont feu M. Desault, mon ami, avait enlevé inutilement plusieurs escares, le malade sans connaissance, malgré tout ce qu'on avait tenté avec le quinquina et les anti-septiques,

On commence à faire prendre pendant une semaine, à la malade, des demi-bains de deux heures à une température modérée, qui servent à calmer les douleurs, si l'ulcère est récent et le siége du mal peu étendu.

La huitaine expirée, on prescrit, à l'intérieur, des bols composés d'extraits de ciguë, de gomme ammoniaque, de savon médicinal et de limaille de fer incorporés dans un sirop approprié à ces substances.

---

alloit périr, lorsqu'on lui fit faire usage du suc gastrique : on lui en fit avaler de force près d'une chopine dans la nuit ; l'effet fut miraculeux, le malade éprouva une très-grande agitation, les plaies en vingt-quatre heures devinrent vermeilles, les escares gangréneuses tombèrent, et le malade fut parfaitement guéri et en très-peu de tems. Cette observation devroit, dans de pareilles circonstances, engager les médecins à employer ce suc. Ce fut M. le comte de Brêve, chimiste célèbre, qui proposa ce remède salutaire.

Ce savant, pendant son émigration, fut si parfaitement accueilli par le prince Henri, qu'il lui fit bâtir, à peu de distance de Berlin, une jolie petite habitation et un superbe laboratoire de chimie garni de tous les instrumens nécessaires, accompagnés d'une forte pension. L'amour de sa patrie et de sa vertueuse épouse ont forcé M. le comte de Brêve d'abandonner tous ces précieux avantages.

Ce traitement, ainsi que celui de la première période, est accompagné d'injections faites avec des décoctions de ciguë, de solanum, de morelle et de jusquiame, auxquelles on ajoute, au bout de la quinzaine, une petite quantité de sel ammoniac ; lorsque ce dernier mélange irrite l'ulcère, on tempère les injections avec une décoction de plantes narcotiques mêlées avec une dissolution de sel marin, et de tems en tems on nettoie la plaie avec des injections de plantes vulnéraires, ou l'hydromel.

Quelquefois l'ulcère paroît trop sanieux, alors on le déterge avec l'eau d'orge et le miel rosat, et si ce remède est insuffisant, on dissout dans l'eau d'orge une petite quantité d'onguent égyptiac, pour injecter dans la matrice ou à son orifice.

Le régime, pendant tout le traitement, doit être à-la-fois humectant et rafraîchissant ; il faut tirer les alimens de la classe des légumes savonneux, autant que l'état de l'estomac peut le permettre

Enfin, au bout de quelques mois de soins assidus, si l'organisation de la malade n'a pas été viciée dans ses principes, on vient quelquefois à bout de dompter l'acrimonie de la matière fournie par la plaie de la matrice, et la suppuration ayant pris un bon caractère, se termine comme dans tous les ulcères simples.

CHAPITRE VIII.

Dernier conseil aux femmes sur les maladies vénériennes.

J'ESPÈRE que les femmes que cette effroyable contagion n'a jamais atteintes, qui reposent tranquillement sur la fidélité de leurs époux et sous la sauve-garde de leur propre vertu, ne me sauront pas mauvais gré de prononcer devant elles un mot qu'elles ignorent, et de parler de remèdes dont elles seront assez heureuses pour n'avoir jamais besoin ; mais cet ouvrage est destiné à être lu de toutes les femmes, et sur-tout de celles qui habitent le foyer contagieux des grandes villes ; il seroit incomplet si je ne consacrois par un dernier chapitre à les prémunir contre l'ennemi le plus redoutable de leurs plaisirs et de leur bonheur ; et, dans le cas où elles n'auroient pu s'en garantir, à chasser le poison de leurs veines, sans y laisser des traces non moins fatales d'une dangereuse guérison.

Il ne faut point, à cet égard, qu'un sexe trop

crédule se fasse une funeste illusion ; jamais le mal vénérien n'a été plus répandu que depuis un demi-siècle. On peut à ce sujet consulter les tables publiées en France sous le gouvernement révolutionnaire.

Ce qu'il y a plus déplorable dans le tableau qu'offrent les calculs de la mortalité, c'est qu'un nombre immense d'enfans nouveaux-nés périssent de cette fatale contagion, léguant à leurs nourrices le virus, qu'elles transmettent à leurs propres familles, ce qui étend le foyer de cette peste jusqu'au sein des campagnes, jusqu'alors l'asile des mœurs et de l'ignorance la plus salutaire de l'abus des plaisirs.

La maladie vénérienne héréditaire dort souvent les quinze premières années de la vie, et ne se manifeste par des signes caractéristiques qu'à l'âge de puberté, et souvent même qu'après le mariage, parce que ce changement d'état met tous les solides et les fluides en mouvement ; il arrive aussi quelquefois qu'à cette époque la jeunesse des deux sexes l'acquiert par des voies dont elles ignore le danger, et dont par conséquent elle n'a pas à rougir ; alors les infortunés méconnaissent leur mal, et ne faisant que des remèdes inefficaces, portent la contagion dans leurs veines, jusqu'à ce que la mort mette un terme à leurs souffrances.

Le péril est bien plus grand encore quand c'est une fille commençant à être pubère que la maladie atteint. A cet âge, où les plus simples incommodités de la nature semblent un crime, quand c'est à l'organe sexuel qu'elles se montrent, il est rare que la pudeur et la timidité ne l'engagent pas à dissimuler les douleurs qu'elle souffre ; et comme le mal demande à être attaqué dans son principe pour ne laisser aucune trace lorsque l'homme de l'art vient enfin à le connoître, il est rare qu'il ne sauve pas la malade, s'il la traite bien.

Une malheureuse fille qui a hérité de la constitution viciée de son père, si à l'époque où son sexe se développe un médecin instruit ne déchire le bandeau qui couvre ses yeux, est ordinairement perdue pour elle et pour son mari, quand elle a le malheur de contracter les nœuds du mariage dans ce funeste état.

Le danger est d'autant plus grand que ce vice se masquant sous une multitude de formes différentes, engendre un grand nombre de maladies chroniques, que l'on confond avec les crises ordinaires de la nature ; d'ailleurs le flux menstruel faisant l'effet d'un cautère, on s'aperçoit moins de ces ravages terribles ; mais au tems critique, le virus qui a long-tems fermenté fait explosion ; alors on reconnoît la vérité de la fameuse observation de Baglivi, que le mal vénérien dort quelquefois trente ans, pour se réveiller avec fureur et conduire le malade à la mort (1).

Une fille qui a eu le malheur de se livrer avant le mariage à un homme suspect, pouvant soupçonner son mal, a moins de risques à courir ; cependant, obligée par l'heureuse servitude des mœurs publiques de cacher à ses parens son erreur ou son ignominie, ne pouvant faire des remèdes qu'en se dérobant à leurs regards, il est difficile que son traitement se réduise à autre chose qu'à un palliatif, ce qui, à la longue, équivaut au défaut de traitement.

Le célèbre Sanchez, un des hommes qui ont examiné avec le plus de soin et de sagacité la peste vénérienne, donne à la jeunesse, et sur-

---

(1) *Post triginta et plures annos, sub specie aliorum morborum reviviscit, et medicos decipit, causam morbi ordinariam putantes, cum reverà, ab excitato noviter venereo fermento, dependeat.* Voyez *Opera omnia Baglivi Venetis*, 1721, lib. I, page 63.

tout à celle du sexe, quelques heureux aperçus pour reconnoître si elle a été infectée par le vice de ses pères (1). On remarque, suivant lui, que les personnes qui ont reçu ce funeste heritage arrivent à la puberté avec un tempérament foible et délicat; leur voix est aiguë; leur muscles peu prononcés, leur poitrine étroite et mal conformée. Lorsqu'une fois le sexe se décèle, si l'art ne vient pas aider les crises de la nature, il survient des glandes, des ophtalmies, et quelquefois des crachemens de sang dont la phthysie et la mort sont le terme.

Les enfans nés de parens sains acquièrent à la puberté des corps musculeux et forts, et lorsque cette vigueur s'altère, il est vraisemblable que c'est la suite d'une maladie vénérienne acquise depuis cette époque; mais comme la nature combat toujours avec quelque succès le virus, tout déguisé qu'il est, à cause de la force des principes constituans, celui-ci ne se manifeste vraiment d'une manière alarmante, dans le sexe le plus foible, qu'à la cessation du flux périodique, et dans l'autre au commencement de ce qu'on appelle

(1) Observations sur les maladies vénériennes, édition donnée par M. Andry, page 22.

la verte vieillesse. Les principaux symptômes qui attirent alors l'attention de l'observateur sont des pleurésies, des rhumatismes, des dartres, une goutte vague, des inflammations à la gorge, etc.; toutes maladies qui finissent d'ordinaire par dégénérer en foiblesse d'esprit, en hydropisie de poitrine, ou en apoplexie.

Les premiers maux dont une fille viciée se plaint sont l'irrégularité du flux menstruel, les coliques et les fleurs blanches. Les spasmes rendent bientôt douloureux l'estomac et le canal intestinal; de-là, les affections nerveuses et l'hystérie. La plupart de ces infortunées, lorsqu'elles se marient, deviennent stériles; si par hasard elles deviennent grosses, elles font des fausses couches, ou quand, par extraordinaire, elles accouchent à terme, elles restent jusqu'au tems critique dans un état de langueur qui désespère les gens de l'art. C'est dans cette dernière classe qu'on rencontre si fréquemment les engorgemens glanduleux du sein, les fièvres pourprées, et cette désorganisation animale connue sous le nom de *lait répandu*, qui afflige bien moins les femmes par l'influence qu'elle a sur les principes de la vie, que par celle qu'elle a sur la beauté.

J'ai assez de philantropie pour ne pas désirer qu'on ait besoin de ma longue expérience et du spécifique dont celle-ci m'a toujours assuré des succès. C'est d'après ces principes que je vais donner aux femmes quelques conseils qu'elles méditeront en silence avant de recourir aux lumières de la médecine.

La malpropreté, sur-tout dans l'organe sexuel, y concentre le mal vénérien, et quelquefois, quand on n'est point infecté, en donne les apparences ; il est plus important qu'on ne pense de se baigner de tems en tems dans une eau à la température de l'air qu'on respire en été, et à vingt-cinq ou ving-six degrés en hiver. Tel est l'effet de ces ablutions, que les courtisanes de Rome, qui les répètent plusieurs fois par jour, offrent infiniment moins de danger que celles des autres contrées de l'Europe, quand on a le malheur de se livrer à leurs embrassemens.

Plus un climat est chaud, plus ces précautions de propreté sont nécessaires, parce que les pores du corps entier se trouvent plus ouverts, les excrétions cutanées tendent plus à l'alcalescence : aussi en Orient, où le simple contact d'un cadavre entraîne quelquefois des suites dangereuses, la religion s'unit-elle à la politique pour multiplier, sur-tout dans les femmes, les purifications de tout genre : c'est un des meilleurs moyens imaginés par les législateurs pour affoiblir le virus de la lèpre et pour prévenir les fièvres putrides et les maladies pestilentielles.

Dans nos climats tempérés, les ablutions sont d'une nécessité moins absolue ; cependant le sexe même, quand il n'a pas subi l'atteinte des maladies vénériennes, a besoin de purifications locales à l'organe sexuel, à cause de ses évacuations menstruelles, et des jouissances du mariage.

On a imaginé à cet effet, depuis un siècle, en Europe, des cuvettes de propreté ; les éponges qui remplissent le but que j'indique débarrassent l'organe sexuel d'excrétions fétides, dont le moindre danger, pour une femme qui aime son époux, seroit de le dégoûter de la jouissance et de l'éloigner d'elle.

Mais le mode de ces ablutions n'est point indifférent, sur-tout pour les personnes qui sont viciées ou qui craignent de le devenir par le contact vénérien ; il est infiniment important, comme je l'ai déjà fait entendre, de ne se servir que d'eau tiède, ou du moins maintenue au degré de la température de l'atmosphère :

l'eau froide, sur-tout lorsqu'on a chaud, supprime la transpiration, ce qui peut causer une fluxion ou engorgement à la matrice, elle répercute une humeur déjà viciée, et le danger est encore plus grand quand on y mêle des liqueurs spiritueuses ou astringentes : leur effet, quand on est sain, est de contrarier les éruptions bénignes de la nature, et quand on souffre du mal vénérien, d'arrêter le cours des remèdes, et de faire refluer dans le sang le virus dont l'art de la médecine procuroit l'expulsion.

Une précaution que je recommande aux personnes du sexe, comme étant de la plus grande importance, c'est de ne jamais employer pour leurs ablutions, l'eau, le linge, et sur-tout les éponges de personnes suspectes ; tous ces objets peuvent recéler des miasmes dangereux ; il existe dans ce genre un fait terrible rapporté dans les Recherches du docteur Carrère : il s'agit d'une demoiselle de dix-huit ans, qui, ayant eu l'imprudence de faire usage de l'éponge d'une femme de ses amies, atteinte du mal vénérien, laissée par hasard sur une cuvette de propreté, éprouva des accidens singuliers à l'organe sexuel : quelques lotions avec l'eau et le vinaigre firent disparoître les symptômes les plus alarmans ; mais, neuf mois après, la maladie cachée fit une nouvelle explosion : on la traita avec mon Rob Anti-Syphilitique, et elle fut guérie. Le docteur Carrère ne douta pas que le mal vénérien n'eût été gagné d'abord par l'usage de l'éponge, et porté à son dernier période par les lotions astringentes (1).

Cette manière de s'infecter hors de la jouissance m'engage à prévenir les personnes du sexe qui ont des mœurs, qu'on peut se trouver atteint du mal vénérien de plusieurs manières que la vertu est loin de soupçonner.

Toucher les plaies d'une personne malade, à l'époque où une coupure de doigt peut faciliter l'introduction du virus, quelquefois boire seulement dans le même verre, au moment où elle vient de s'en servir, suffisent pour manifester dans la femme imprudente les premiers symptômes de la contagion vénérienne.

Le mal fait encore plus de progrès quand on se permet des baisers lascifs, ou que l'on couche avec une personne de son sexe, infectée,

---

(1) Recherches sur les Maladies vénériennes chroniques, page 190.

sur-tout quand il s'exhale de son corps des émanations fétides et abondantes; dans ce dernier cas, le virus s'introduit par les pores absorbans de la peau, ce qui, à la longue, vicie la masse entière des humeurs.

Quel que soit le mode d'infection, il est de la plus haute importance, à la malade, d'attaquer la peste vénérienne dans son origine; car si l'on attend qu'elle ait fait des progrès, tout en répondant des ravages qu'elle a pu faire dans la constitution organique, je ne saurois répondre de ceux qu'elle fait à la beauté.

Enfin il faut en venir au traitement, et si l'on a lu avec quelque attention mes premières Recherches, dont cet ouvrage n'est proprement que le développement, par le rapport aux personnes du sexe, on ne pourra se dispenser de convenir que le remède que j'ai fait connoître, il ya plus de trente ans, sous le nom de *Rob Anti-Syphilitique*, ne soit le spécifique le plus efficace pour guérir la grande plaie que la contagion vénérienne a faite à l'humanité.

On s'assurera, dans mon premier ouvrage, que ce remède étant uniquement composé de végétaux, ne sauroit en rien porter atteinte à l'organisation animale; que son usage n'entraîne aucune espèce de danger, que par la douceur et la bénignité de ses effets, il convient particulièrement aux vieillards, aux enfans et aux femmes les plus délicates.

Une autre observation ajoutera à la confiance publique. Mon secret a été confié aux commissaires de la Société de Médecine (1). On avoit choisi, à cet effet, les hommes les plus difficiles, mais aussi les plus éclairés de l'Europe. Leur rapport est, à cet égard, un monument de sagacité, ainsi qu'un gage éclatant de la justice qui m'a été rendue ; les actes originaux en sont imprimés en entier dans la nouvelle édition de mon Traité des maladies Syphilitiques.

Enfin, ce qui doit mettre le comble à la confiance générale, c'est qu'une expérience de trente ans ayant réuni à mes yeux toutes les preuves possibles sur l'efficacité du Rob Anti-Syphilitique, je me charge de tous les malades que les gens de l'art jugent incurables par les remèdes ordinaires ; j'ai, à cet égard, les

(1) MM. de Lassone, Macquer, Geoffroy, Lorrys Bucque, et MM. le duc de la Rochefoucault, Poultier, de la Salle et Montigny, tous médecins ou chimistes distingués et membres de l'Académie des sciences.

preuves les plus authentiques de la juste bienveillance du gouvernement (1).

Dans le cas où la lecture de ces deux ouvrages, la connoissance des malades abandonnés que j'ai rendus à la vie, porteroient des infortunés d'un sexe qui a tant de droits à nos égards, à faire usage de mon spécifique, je leur recommande, avec les plus vives instances, de suivre, avec le scrupule le plus religieux, le régime que je leur prescris : ce régime, tout austère qu'il paroît, est d'une nécessité indispensable ; il ne faut pas se flatter qu'une femme puisse obtenir une guérison radicale, quand elle ne suit pas ce qui lui est ordonné, lorsqu'elle se permet de veiller, de parcourir les rues dans un tems humide, quoique couverte de fourrures, de respirer l'air méphytique des églises et des salles de spectacle.

Je parois sévère sans doute à ce sexe aimable, mais si par ce foible écrit je l'empêche de s'égarer sur les causes physiques et morales de ses maladies, si une fois égaré je le ramène avec douceur à l'ordre social, à la santé

(1) L'efficacité de mon spécifique à été sanctionnée par un décret impérial, rendu le 25 prairial de l'an XIII.

et au bonheur, j'aurai par mes efforts acquis quelque titre à sa reconnaissance.

BIBLIOTHEQUE ROYALE
I

TABLE DES MATIÈRES.

CHAPITRE VIII.

FIN DE LA TABLE.

www.ingramcontent.com/pod-product-compliance
Ingram Content Group UK Ltd.
Pitfield, Milton Keynes, MK11 3LW, UK
UKHW012203240726
13966UKWH00002B/539